São Paulo
2017

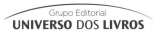

© 2017 by Universo dos Livros
Todos os direitos reservados e protegidos
pela Lei 9.610 de 19/02/1998.
Nenhuma parte deste livro, sem autorização
prévia por escrito da editora, poderá ser reproduzida ou
transmitida sejam quais forem os meios empregados:
eletrônicos, mecânicos, fotográficos,
gravação ou quaisquer outros.

Diretor editorial: **Luis Matos**
Editora-chefe: **Marcia Batista**
Assistentes editoriais: **Aline Graça e Letícia Nakamura**
Preparação: **Alexander Barutti**
Revisão: **Mariane Genaro e Guilherme Summa**
Arte: **Aline Maria e Valdinei Gomes**
Projeto gráfico e diagramação: **Valdinei Gomes**
Capa: **Marina de Campos**

Dados Internacionais de Catalogação na Publicação (CIP)
Angélica Ilacqua CRB-8/7057

AS153a
Salazar, Alice
    Alice Salazar : do outro lado do espelho / Alice Salazar.
– São Paulo: Universo dos Livros, 2017.
    144 p.
    ISBN: 978-85-503-0229-4

1. Salazar, Alice – Biografia 2. Internet - Vídeos 3. Vlogs (Internet)
4. YouTube (Recurso eletrônico) 5. Beleza 6. Maquiagem (Técnica)
7. Autoestima I. Título

17-1347   CDD 920

Universo dos Livros Editora Ltda.
Rua do Bosque, 1589 – Bloco 2 – Conj. 603/606
CEP 01136-001 – Barra Funda – São Paulo/SP
Telefone/Fax: (11) 3392-3336
www.universodoslivros.com.br
e-mail: editor@universodoslivros.com.br
Siga-nos no Twitter: @univdoslivros

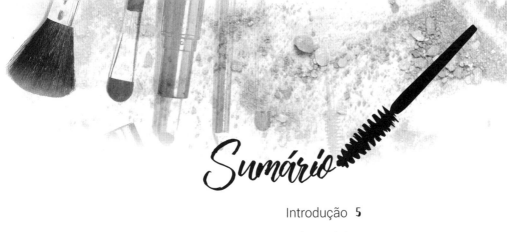

Sumário

Introdução 5

Por onde andei 9

Às vezes o certo é o errado, e o incerto é onde a vida começa de verdade 15

Maquiagem mesmo para os dias tristes 23

Agarre as oportunidades e não solte mais 29

A crítica fala mais sobre quem critica do que sobre quem está sendo criticado 37

A velha história: seja sempre você mesma 43

Respira, acredita e vai 49

Uma nova Alice a cada dia (sobre como se reinventar) 55

Você é o quê, mesmo? Youtuber? Blogueira? 61

Nem tudo é (só!) o que parece 67

Força, foco e fé nunca falham 75

Tudo o que você fizer, faça da melhor forma 81

As dores e as delícias de ser uma blogueira 87

Quero ser youtuber! E agora? 95

Prazer, eu sou Alice empreendedora! 103

Minha família Buscapé 111

Maquiagem para os dias além de tristes 117

Socorro, engordei! E agora? 125

Vida a dois e casamento 131

Você? 139

E agora? 143

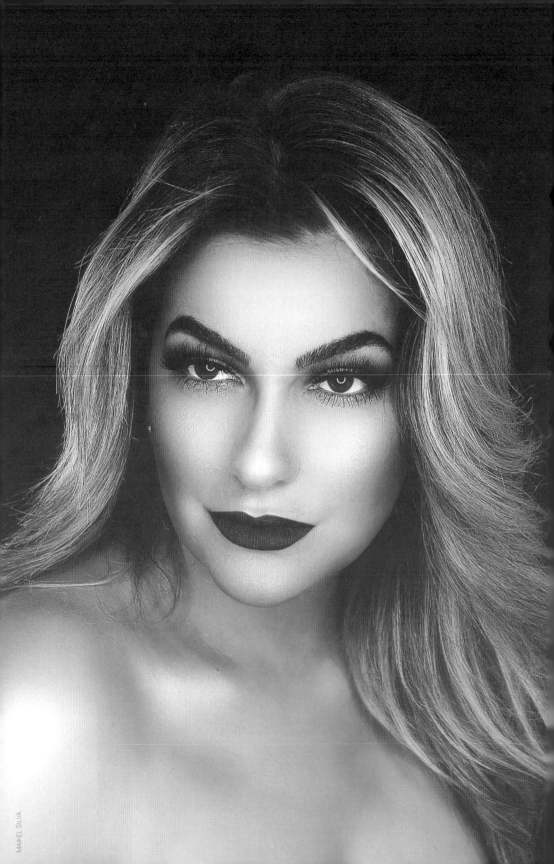

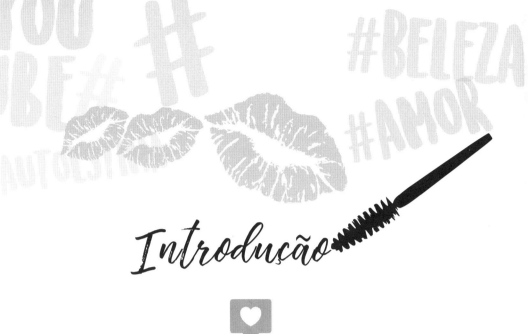

Introdução

Olá, meus amores, meus bujõezinhos de gás, minhas coisas mais liiiindas! ♥

Este é mais um sonho que entrego com todo carinho para vocês. Aqui, nosso papo vai ser cheio de mensagens positivas e, também, de verdades. Afinal, vocês sabem que eu sempre procurei ser muito sincera e espontânea. Comigo é assim: se errei, eu falo mesmo e, se eu achar que você errou, falo também, porque é assim que funciona a amizade. Não tenho vontade de tentar parecer o que não sou. Nunca tive. E sei que isso facilita muito a minha vida de um modo geral. É muito mais fácil reconhecer quando estamos errados do que lutar por uma verdade que, muitas vezes, é só nossa. E acho que é por essa relação de respeito que todos vocês, os meus Gráubis, são tão unidos e cheios de amor, não é mesmo? É bonito ver o quanto evoluímos juntos.

Estou aqui para passar com alegria tudo o que acho que pode ser útil para nós. Tudo mesmo, porque nós gostamos de maquiagem, sim... gostamos de look do dia, gostamos de olhar no espelho e nos sentir bem. É maravilhoso poder se olhar no espelho de vez em quando e pensar: "Bah, mas estou especialmente bonita hoje...". E não é só de maquiagem e de roupas bonitas que vivemos. A gente gosta de dar as nossas fofocadas, mas também de batalhar pelos nossos sonhos. Também faz parte do dia a dia falar sobre temas como empreendedorismo e trabalho, porque estamos cada vez mais independentes e preocupadas com o equilíbrio entre crescimento pessoal e profissional.

Além disso, sempre apoiamos uns aos outros. Assim como sempre recebi apoio de vocês, gosto de conversar sobre como podemos acreditar em nós mesmos, aceitar nossas imperfeições e lidar com os *haters* da internet (e fora dela). Ninguém precisa ficar falando se engordamos ou não, se deveríamos já ter tido filhos ou não, porque só nós sabemos de tudo isso. Quando alguém resolve cuidar da nossa vida e nos esculachar, isso dói, não é mesmo?

Mantendo sempre esse papo direto, vou compartilhar mais sobre minhas batalhas e sobre como consegui atingir muitos dos meus objetivos, pois nada é fácil nesta vida, mas desistir não faz sentido para mim. Vou contar também um pouco da minha história, das dificuldades que enfrentei e de onde busquei forças para superar os obstáculos. Afinal de contas, não foi da noite para o dia que comecei a frequentar as semanas internacionais de moda. Não foi de uma hora para outra que tive a oportunidade de conhecer tantos lugares legais ou de participar de grandes eventos. Foi preciso muita dedicação para ter uma vida bacana, e vou falar sobre tudo isso, porque minha missão no mundo não é só maquiagem.

O que mais me deixa feliz é que este é apenas o começo da história. Ainda tenho muitos sonhos a realizar, muitas conversas para ter com vocês e muitos desafios para superar. Espero que gostem do que vou contar, e que isso possa ajudar vocês de alguma maneira. Afinal de contas, entre todas as reuniões de trabalho e a correria louca entre viagens e gravações de vídeos, isto é o que mais importa: se eu conseguir tocar ao menos uma pessoa nesse mundo com o que faço, já estou feliz.

Minha vida está apenas começando, e ainda tenho muito a fazer. Nós (você e eu) ainda temos muuuuuito a fazer! Então, aperte o cinto, que agora o nosso avião vai decolar, e vamos rodar alguns temas sobre os quais a gente adora papear. Quando esta viagem acabar, acho que vamos ter mais experiências e histórias para dividir.

Vai pegando aí sua pipoquinha, se acomode e se prepare, pois você vai passar um bom tempo comigo. Você vai conhecer melhor, vai entender como é essa pessoa através da tela, pelo outro lado do espelho. Vem comigo... Vamos voltar para onde tudo começou, quando decidi que queria embarcar nesse mundo conectado que me desafia tanto e me faz tão feliz (tudo graças a vocês!). Que se vamo, hein?

Alice Salazar

> Dedico este livro ao meu irmão, Cristiano Salazar, o qual tenho enorme gratidão. Em um livro que fala sobre a minha vida e carreira, ele não poderia deixar de ser fortemente homenageado, visto que sempre me apoiou incondicionalmente. Ele foi uma das pessoas que mais me ajudou, acolheu e endossou as minhas ideias. E esse suporte foi essencial para que eu enxergasse uma mulher muito mais forte diante do espelho.

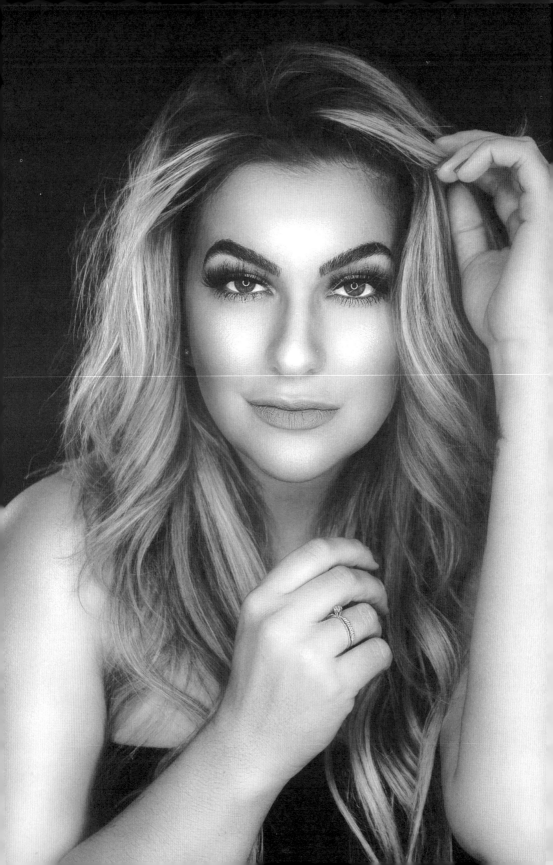

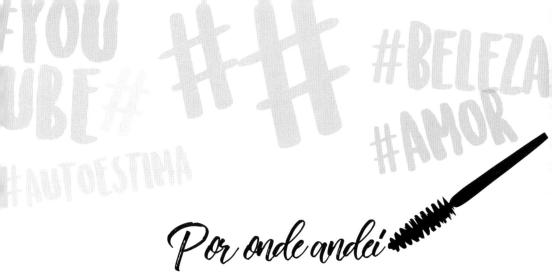

Por onde andei

Antes de começar as reflexões que farei aqui com vocês, quero dividir um pouco da minha história. É importante a gente entender o passado das coisas para poder acolhê-las com mais compreensão e carinho. Sei que muitos de vocês me acompanham desde o começo da minha trajetória, o que me deixa muito feliz. Mas sei também que mesmo aqueles que já me conhecem podem não saber ao certo como os acontecimentos foram evoluindo na minha carreira.

Bem... Nasci em Porto Alegre, Rio Grande do Sul. Mas só nasci lá, pois fui criada na cidade de Santo Antônio da Patrulha (que fica a 80 km da capital). O dia era 17 de agosto de 1983, o que faz de mim uma leonina bem típica! Passei minha infância e adolescência com minha família em Santo Antônio da Patrulha, mas, na época do vestibular, quando não consegui ingressar no curso de Odontologia, acabei me mudando para Porto Alegre em busca de novas chances (e para respirar novos ares, mesmo).

Já em Porto Alegre, enquanto me preparava para um novo vestibular, trabalhei como telefonista em um escritório de advocacia para adquirir experiência profissional e, claro, para ter alguma renda. Ao longo do caminho, percebi que ser dentista não era pra mim (mais adiante conto melhor a história), passei a cursar Design de Produto e segui a vida trabalhando no escritório.

Na época, não considerava a maquiagem como profissão, embora ela sempre estivesse presente na minha vida por causa da minha mãe, Margarete. Ela sempre teve grande talento nessa área e, como já trabalhava com maquiagem, muitas vezes me chamava para ajudá-la, o que começou a me dar um gostinho do que seria esse maravilhoso mundo da beleza.

Então, a vida resolveu me surpreender – ou me empurrar para caminhos mais interessantes: fui demitida do trabalho de telefonista! Foi então que, para me virar, comecei a fazer cursos profissionalizantes de maquiagem com o intuito de me aperfeiçoar e poder ganhar algum dinheiro maquiando. Mesmo tendo cursado por dois anos a faculdade de Design de Produto, decidi abandonar o curso, pois estava sentindo que meu interesse pela maquiagem era muito maior e que iria me levar mais longe.

Durante os cursos, uma professora indicou-me para uma vaga de maquiadora no Grupo RBS, afiliada da Rede Globo de Televisão no Rio Grande do Sul. Essa foi uma oportunidade incrível na minha vida, pois foi quando passei a considerar a maquiagem como profissão, além de adquirir muito mais experiência ao maquiar a equipe jornalística do canal.

E foi enquanto trabalhava no Grupo RBS que um amigo, o fotógrafo Yuri Ruppenthal, me deu uma das grandes ideias da vida. Um belo dia ele sugeriu: "Alice, por que você não faz um blog de maquiagem?!" Eu, que sou uma pessoa bem decidida e que não sou fã de perder tempo pensando se algo vai dar certo ou não, logo decidi apostar nessa ideia!

Como eu produzia direitinho o conteúdo do blog e fui uma das primeiras blogueiras de maquiagem do Brasil, o Grupo RBS passou a hospedar meu blog no portal clicRBS, o que, de cara, já me trouxe credibilidade e um bom público.

Logo percebi que apenas escrever sobre maquiagem não bastava, então decidi começar um canal no YouTube, para que fosse possível fazer tutoriais dos mais variados tipos. No começo, tudo era muito caseiro e improvisado, mas, aos poucos, fui pegando o jeito e tive que começar a investir no meu canal e profissionalizá-lo.

Conforme meu blog se tornava mais relevante, passei a ser requisitada para dar cursos de maquiagem – primeiro, ao redor do Brasil e, posteriormente, em alguns lugares no exterior. Essa foi uma época em que a minha rotina de trabalho era muito intensa, pois estava trabalhando no Grupo RBS durante a semana, e viajando para dar cursos nos finais de semana.

No meio do caminho, ganhei um concurso disputadíssimo da Avon, acontecimento que vou contar em detalhes nos próximos capítulos, pois algo tão importante (se você ainda não sabe dessa história, depois vai entender o porquê de ela ser tão maravilhosa) merece um espaço aqui neste livro.

Após algum tempo trabalhando intensamente, e pelo fato de o meu blog estar crescendo cada vez mais, saí do Grupo RBS para me dedicar integralmente aos meus cursos e ao canal. Nessa época, já tinha certeza de que a maquiagem e o conteúdo que eu produzia eram a minha paixão e o meu futuro.

Com muito trabalho e dedicação, fui me estabelecendo

como maquiadora e youtuber, o que me possibilitou muitas conquistas e a realização de muitos sonhos: a minha própria linha de maquiagem, a minha franquia de lojas físicas, viajar para lugares muito legais para dar palestras, parcerias com algumas marcas que admiro muito, além dos meus livros (incluindo este filho aqui que você tem nas mãos!).

E não é que, no meio de tudo isso, eu encontro o amor da minha vida? Pois é! Eu e o Maikel (que ainda por cima é meu conterrâneo) nos encontramos. Ele sempre me ensinou e me apoiou muito e, com sua experiência em publicidade, acabou tornando-se essencial para a minha carreira. Em 2015, tive o ímpeto de buscar novos caminhos pessoais e profissionais. Convidei-o para morarmos em São Paulo (eu saindo de Porto Alegre e ele, de Curitiba) e o contratei para trabalhar comigo. Depois casamos.

Esse é só um resuminho da minha vida para você se localizar no tempo. Aos poucos vou contar os detalhes e falar dos meus sentimentos com relação a tudo o que vivi. Seguimos?

Pílulas da Alice

- Pense na coisa que você mais gosta de fazer na vida. Agora, descubra um jeito de ganhar dinheiro com ela.
  (Amei essa dica quando a li pela primeira vez!)
- Não vire escravo de suas escolhas. Escolheu. Não gostou?! Mude!
- Tem algo te incomodando? Qual é o próximo passo que você vai dar para mudar isso?

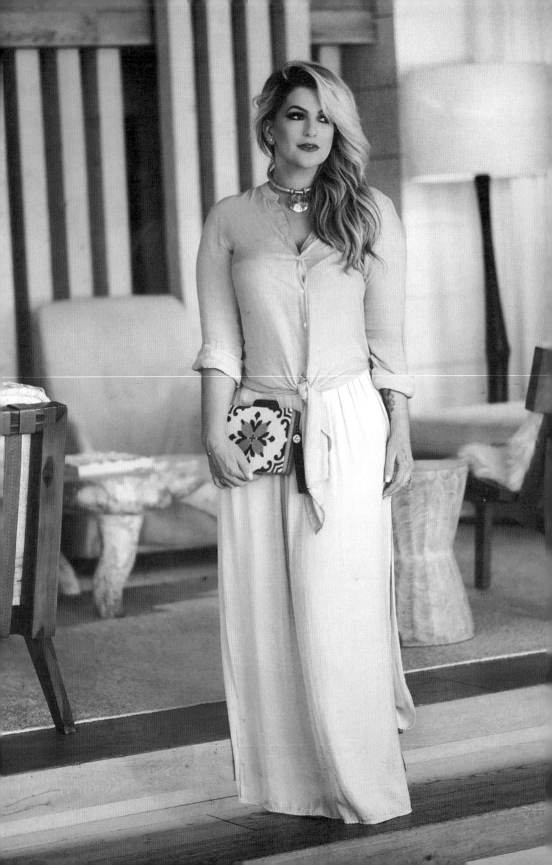

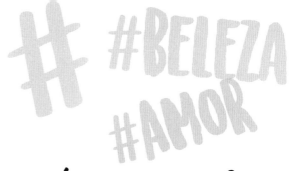

Às vezes o certo é o errado, e o incerto é onde a vida começa de verdade

Este livro não é exatamente uma biografia. Não esperem me ver contando "era uma vez uma guriazinha do Rio Grande do Sul". Mas, ainda assim, preciso falar sobre a minha história, porque muito do entendimento que tenho hoje sobre a vida só surgiu depois de algumas situações (e alguns perrengues) que passei.

Eu certamente tive uma infância muito feliz em Santo Antônio da Patrulha, interior do Rio Grande do Sul, ao lado da minha família. Mas não quero começar pela infância. Quero começar falando sobre um dos grandes motivos que trouxe você aqui hoje: o assunto maquiagem. E por que quero começar falando sobre maquiagem?

Bom, como a vida é completamente imprevisível, eu nunca havia parado para pensar que poderia ser uma maquiadora profissional um dia. A verdade é que precisei dar inúmeras voltas para chegar até aqui. E é aí que entra a minha reflexão sobre como o destino nos leva para os lugares corretos, por caminhos tortos.

> **E quantas vezes na vida seguimos alguma decisão até as últimas consequências, apenas por achar ser a escolha certa?**

É engraçado como a vida pode ser surpreendente, não é mesmo? Olhando para trás, pensando na menina que cresceu e passou a adolescência em Santo Antônio da Patrulha, acho que ela se surpreenderia ao saber onde a Alice de hoje está. Porque não foi sempre que me vi como maquiadora.

Para falar a verdade, a minha primeira opção de vida era ser dentista. Não que essa fosse uma escolha de alma ou de coração, longe disso... Mas parecia ser a escolha certa, o caminho que eu deveria seguir.

Todos em casa tinham feito faculdade para ter uma profissão e viver disso: um dos meus irmãos é médico, outro agrônomo e o outro é formado em Educação Física. Eu, que desde os 6 anos havia botado na minha cabeça que queria ser dentista, achei que essa fosse a escolha da minha vida. Afinal, se a Alice de 6 anos tinha decidido isso com toda propriedade do mundo (e sabe-se lá o motivo...), então era o caminho a ser seguido.

Hoje, olhando em retrospectiva, me parece curioso pensar no motivo de eu ter botado essa ideia na cabeça e, por que raios eu nunca me questionei sobre isso. E quantas vezes na vida se-

#ALICE SALAZAR

guimos alguma decisão até as últimas consequências, apenas por achar ser a escolha certa?

Mas a vida se encarregou de me mostrar que não é bem assim. Acontece que prestei a primeira vez o vestibular para Odontologia e por pouco, por pouco mesmo, não passei. Fiquei arrasada. O meu irmão, o Cristiano, que é médico, uma vez me disse: "Olha, Alice. Quando eu estava esperando o resultado do meu vestibular, eu estava caminhando, então pousou uma borboleta no meu ombro. Naquele momento eu tive certeza de que aquilo era um sinal que eu tinha entrado na faculdade! E deu certo!". Um sinal... Era exatamente disso o que eu precisava.

Onde mais eu poderia ter um sinal dos céus, se não numa igreja? Siiim! Fui pedir que o meu sonho infantil de ser dentista se realizasse. Pois bem, chegamos na capelinha de Santo Antônio do Pão dos Pobres, e sabe o que aconteceu? Quase como um milagre, a porta se abriu sozinha para mim! Pensei na mesma hora: é o meu sinal! Vou entrar nessa faculdade com certeza e ter grande sucesso nessa carreira!

E, então, eu passei no vestibular!

Tenho certeza de que isso é o que você deve estar esperando que eu escreva nesse momento, como uma boa história emocionante de superação. Mas não foi o que aconteceu. Eu não passei no vestibular, mesmo com toda essa suposta resposta de alguma esfera superior. Mas, ainda assim, continuei tentando.

Depois dessa primeira tentativa de vestibular, me mudei pra Porto Alegre ainda com a ambição de fazer o curso da minha vida. Mas, como a vida não é fácil para ninguém, comecei a trabalhar como telefonista em um escritório de advocacia, para ajudar com minhas despesas com cursinho pré-vestibular (iria tentar de novo no ano seguinte) e moradia na capital. Meu irmão, o Cristiano, assumiu o restante das minhas despesas na época, pois meus pais enfrentavam uma situação financeira bem difícil.

Aí eu tentei mais uma vez o vestibular, e o que aconteceu? Não passei de novo. Bom, só depois disso comecei a me questionar um pouco sobre aquela decisão da minha infância. Será que eu ia gostar de fazer isso mesmo? Precisava ver para crer, então, fui atrás. A prova de fogo aconteceu: fui passar uma tarde no consultório da minha prima que é dentista, para ver se a rotina do que eu faria para o resto da vida seria legal pra mim. Bom... Saí de lá sabendo que a única coisa que eu não queria fazer era aquilo.

> E agora? Era preciso encontrar um novo objetivo. Afinal, as contas continuavam chegando, e eu tinha que decidir o que faria da minha vida. Pensei em fazer várias coisas, tipo Biologia, Enfermagem, até que optei por Design de Produto, pelo simples fato de desenhar razoavelmente bem.

Enquanto eu seguia o suposto novo caminho certo da minha vida estudando Design, continuava trabalhando como telefonista no escritório de advocacia. Fiquei três anos nesse trabalho, até que... Fui promovida? Não! Fui demitida! Aparentemente, rir demais ao telefone não é algo que os empregadores admiram em uma telefonista. Mas, fazer o quê, né?

ALICE SALAZAR

Como toda pessoa com sentimentos, mesmo sabendo que aquele não era o emprego da minha vida, fiquei péssima com a demissão. A gente se sente meio sem chão, até incompetente. Acho que, quando somos demitidos, ficamos tão tristes, que esquecemos de olhar para aquele trabalho, analisando se ele era realmente bom para gente ou não, se temos mesmo dom para aquela função, ou se ele é um quebra-galho que vai durar só por um tempo. A demissão causa tristeza e ponto.

Depois dessa tristeza, que existiu, mas que durou pouquíssimo tempo, resolvi fazer um curso de maquiagem. Pensei que seria difícil eu ganhar menos de R$ 300,00 (esse era o meu salário como telefonista na época) por mês trabalhando como maquiadora.

Eu amava maquiagem desde pequena, por ter acompanhado minha mãe maquiando outras pessoas e deixando-as lindas durante a minha vida toda. Então, fiz dois cursos bacanas: um no Senac e outro no Instituto Embelleze. Eu já maquiava minhas amigas mais próximas e também já tinha ajudado a mãe a maquiar em alguns eventos. Mas sabia que teria que me inserir

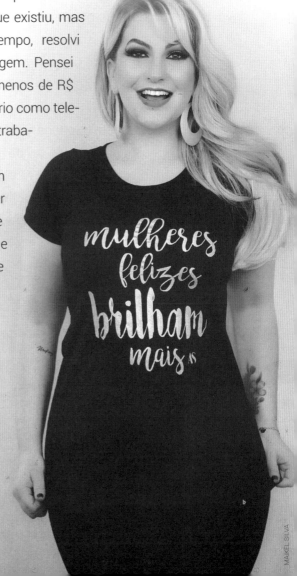

nesse mercado de alguma forma. E, nada melhor do que começar fazendo cursos para conseguir contatos e aprender mais e mais.

Por exemplo, quando estava fazendo o curso no Senac, a minha professora de maquiagem, Neila Regina, a quem sou muito grata até hoje, indicou-me para o meu primeiro emprego como maquiadora – e seguiu a história como contei no outro capítulo.

E assim acabei me aventurando no maravilhoso mundo da maquiagem, que sempre foi e sempre será o meu mundo. Sobre as dificuldades e vitórias pelo caminho, eu vou deixar para falar um pouco mais para frente, pois teremos bons momentos para isso. Por enquanto, eu queria apenas dividir uma lição que aprendi: se a vida não está dando certo do jeito que você imaginou, já pensou que esse jeito pode não ser o melhor para você de verdade?

Eu sei, eu sei... não é fácil não ter controle sobre as coisas e ter expectativas frustradas. Eu mesma me frustrei muito quando recebi um "recado divino" e, ainda assim, não passei na faculdade de Odontologia. Mas, quer saber? Ainda bem que não passei. Porque, caso contrário, eu não teria experimentado nada das coisas maravilhosas que vivi e vivo até hoje.

> É por isso que eu aprendi a viver a vida não só com planejamento, mas deixando os acontecimentos me levarem. Sem muita pressa ou aflição, mas sempre de olho nas oportunidades. E muito, muito importante: sem preguiça. Sem pensar em me acomodar.

ALICE SALAZAR

Pílulas da Alice

- Ouse fazer diferente!
- Aprenda a enxergar as oportunidades que você recebe. Elas podem estar mais perto do que você imagina!
- Aprenda a escutar a sua intuição. Ela surge de um compilado de informações processadas por você que podem ser muito úteis.

ARQUIVO PESSOAL

Maquiagem mesmo para os dias tristes

Você pode ser a pessoa mais maravilhosa do mundo, mais feliz, mais rica, mais famosa, ter a vida que todo mundo sonhou e, ainda assim, você terá dias ruins. Isso é algo muito claro para mim. Não é à toa que Justin Bieber, embora rico, talentoso e famoso, tenha tantas atitudes que a maioria das pessoas recrimina, por exemplo. Não é por acaso que muitos artistas famosos têm depressão. Essa pode parecer uma notícia de outro planeta, pauta para site de fofoca, mas é apenas a realidade mesmo. Dias ruins fazem parte da vida de qualquer um, ainda que as redes sociais não sejam especialistas em mostrar isso.

E às vezes me pergunto: por que fazemos questão de esconder o que é real? A tristeza, a maquiagem borrada... Parece que estamos nos cobrando para sempre viver em um patamar de vida que não cabe nem nos filmes. Agora me responde: qual filme de comédia romântica, qual novela das oito que não tem uma boa cena de choro?

Mesmo adorando minhas maquiagens para dias glamourosos, mesmo adorando fazer os looks do dia, minhas viagens inesquecíveis, ainda assim, faço questão de mostrar que, como qualquer outra pessoa, eu sofro, choro e borro a maquiagem. Porque isso é natural e essencial pra fazer a gente evoluir.

Algumas pessoas podem até pensar que demonstrar tristeza é uma fraqueza, mas penso o contrário: mostra que a gente é forte e capaz de dar a volta por cima quantas vezes for preciso. Demonstrar nossos reais sentimentos também pode nos aproximar das outras pessoas e até mesmo fazer com que recebamos ajuda quando menos esperamos. O ser humano pode ter muitos defeitos, entretanto, consegue se conectar por meio dos sofrimentos de cada um. Temos uma capacidade incrível de nos solidarizar.

Lembro de uma experiência que passei no começo da minha carreira e que ilustra muito bem isso que estou tentando dizer. Quando ainda trabalhava no Grupo RBS, decidi participar de um concurso de maquiadoras profissionais da Avon. Me animei ainda mais quando soube qual seria o prêmio: uma viagem para Nova Iorque com direito a um curso em uma escola conceituada de maquiagem. Um sonho para uma guria que ganhava seu dinheirinho suado como maquiadora e que ainda não tinha feito nenhuma grande viagem internacional.

> "Quem me acompanha desde o início já sabe da história que estou falando e, certamente, vivenciou esse drama comigo na época. Um drama que teve um final lindo."

ALICE SALAZAR

Pois bem. O concurso aconteceu. Mandávamos fotos de maquiagens feitas por nós, de acordo com o tema que eles estipularam. A votação foi popular. No dia do grande evento, mal pude conter a minha alegria. Adivinha? Acabei ganhando o prêmio de Melhor Maquiadora do Brasil na Categoria Social. Vocês podem imaginar o quanto isso significou para mim?! Um dos momentos mais maravilhosos da minha vida! Junto ao troféu de campeã vinha todo o pacote: uma passagem em meu nome e a inscrição em um curso topíssimo de maquiagem! Tudo estava perfeito, mas a felicidade não durou muito: tive o visto para entrar nos Estados Unidos NEGADO!

Não teve carta da Avon, Alice implorando, reza para todos os santos possíveis que resolvesse: não consegui o visto e não pude viajar. Minha primeira viagem internacional foi por água abaixo. A viagem dos sonhos, para uma pessoa que ganhava um salário mínimo, era algo muito grandioso. E ela simplesmente foi parar nas mãos de quem tirou o segundo lugar no concurso. Tive algumas das piores sensações da minha vida na época. Me senti humilhada, indefesa, pois vi meu sonho ser destruído sem um motivo justo.

Mesmo arrasada, mesmo não conseguindo parar de chorar com tudo o que aconteceu, fiz o que poderia fazer no momento. Acabei gravando um vídeo compartilhando a história com meus seguidores queridos, afinal, foram eles mesmos que votaram em mim e me colocaram em primeiro lugar no concurso. Eles estavam esperando essa viagem quase tanto quanto eu. No vídeo, enquanto contava o ocorrido, ensinava uma maquiagem para quem está chorando.

Naquele momento de tristeza eu precisava me abrir com as pessoas. Eu estava usando o vídeo como uma forma de demonstrar meus sentimentos, receber carinho e boas energias e me colocar lado a lado com pessoas que também estivessem passando por algum momento difícil. É muito comum, na vida de qualquer um, a gente ter que sair para trabalhar com rosto todo inchado de tanto chorar, não é mesmo?

Mas acabou acontecendo algo muito surpreendente. Em pouco tempo o vídeo viralizou e atingiu centenas de visualizações. E, surpreendentemente, uma leitora, chamada Juliana Pereira, teve a ideia de organizar uma vaquinha para arrecadar dinheiro para me mandar para Paris (pois não precisa de visto para entrar na Europa). Acho que esse foi um dos fatos mais grandiosos da minha carreira. Não pelo dinheiro em si, mas pelo sentimento de compaixão e amor que demonstraram. Um sonho, não é mesmo? E deu certo!

Um ano depois de eu ter passado por toda essa frustração, estava embarcando para Paris para fazer dois cursos maravilhosos de maquiagem: um na Make Up For Ever e outro no Make-Up Atelier Paris. Estava me sentindo a pessoa mais feliz do universo e vi que realmente o mundo dá voltas, e que os dias tristes são, no final das contas, degraus para alcançar dias melhores.

Filosofias à parte, o que vale nessa história é que eu não me rendi à tristeza. Ao contrário, escancarei todo esse sentimento ruim que me sufocava e ganhei a empatia de diversas pessoas. Até porque todo mundo sofre, todo mundo tem dias ruins e todo mundo tem decepções na vida. A diferença está em como você lida com essas situações e como tira disso o combustível para ser uma pessoa melhor.

Pílulas da Alice

- Uma vida feliz não significa uma vida sem dias tristes. Não existe felicidade constante, até porque é preciso haver contraste, para a gente valorizar ainda mais os momentos bons!
- Você não precisa esconder nem temer seus sentimentos. Você tem o direito de sofrer. E de se recuperar!
- Quando algo não vai bem, encare, converse e esclareça!

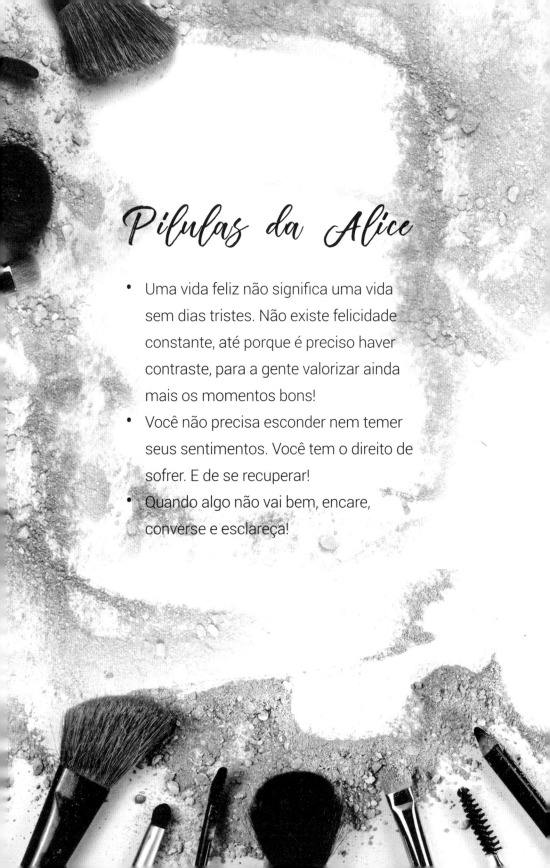

Eu e o Yuri Ruppenthal – o incentivador do blog.

Agarre as oportunidades e não solte mais

O medo é o maior fantasma dos nossos objetivos. Os sonhos são muitos, mas sempre vem o bichinho do medo azucrinar e buzinar no nosso ouvido como uma pessoa chata: "Mas você acha que pode fazer isso mesmo, guria? Tem certeza? E se não der certo...?"

Às vezes fico pensando no que leva as pessoas a terem tanto medo: será que é a possibilidade de ter sucesso? Ou o fato de ter que se expor e fazer com que os outros saibam que você fracassou, caso dê errado? Mas, se há sempre 50% de chance de algo dar certo e 50% de dar errado, por que sempre acreditar que vai dar errado?

Eu sempre fui corajosa. E essas são palavras da minha mãe, que sempre me incentiva. Com força. Na verdade, acho que toda mãe é assim e que o efeito do que as mães dizem para os filhos sobre eles é muito mais forte do que elas pensam. Como ela sempre me elogiava, dizendo que eu era corajosa, a minha coragem triplicou, afinal, precisava honrar aquele título. Da mesma forma, ela sempre me chamou de desorganizada. A vida inteira. E eu não tive forças para lutar contra esse título, mas isso já nem me interessava mais. Se eu era mesmo tão desorganizada – afinal, uma das pessoas mais importantes da minha vida disse tantas vezes que eu era – quem seria eu para discutir... E assim segui: corajosa e desorganizada. E essa é mais uma lição que aprendi e que é muito clara para mim.

> Se você está lendo isto e é mãe, preste muita atenção no que você vai querer que o seu filho pense sobre si mesmo, porque a sua opinião será a mais importante de todas durante muitos anos.

Bom, sendo eu essa pessoa corajosa que minha mãe disse que eu era (obrigada, mãe, por esse título!), nunca tive muito medo de arriscar para conquistar o que eu queria. E, quer saber? Os melhores triunfos que tive surgiram das ideias mais loucas. Todo mundo que me acompanha sabe que sou desse jeito mesmo, meio maluquinha, meio engraçadinha, meio doidinha, né?

Foi assim, com uma ideia um pouco louca, a princípio, que o blog aconteceu, e a minha vida virou de cabeça para baixo (ou melhor, de cabeça para cima!). Como eu já disse antes, o crédito dessa ideia é do meu amigo Yuri, um fotógrafo queridíssimo. Às vezes precisamos de alguém olhando de fora para nos trazer um insight, né? Ainda bem que tenho um amigo tão atinado!

Bom, tudo aconteceu quando comecei a trabalhar como maquiadora profissional no Grupo RBS, como contei anteriormente.

Lá, trabalhei por cinco anos maquiando apresentadores e jornalistas que apareciam na televisão.

Foi um período de grande aprendizado, pois adquiri muita experiência pela quantidade de pessoas que arrumávamos por dia e pelo tempo que tínhamos para fazer a maquiagem e o cabelo (que também era a gente que dava um jeito). A pressão que enfrentávamos diariamente no trabalho, tendo às vezes que fazer uma maquiagem em cinco minutos para que a apresentadora pudesse entrar logo no ar, me trouxe uma superagilidade e know-how em diferentes tipos de rostos e traços. Foi uma escola e tanto. Além disso, embora houvesse alguns dias bem corridos, o trabalho em si era muito prazeroso.

Um dia, no último ano em que trabalhei na emissora, o Yuri me disse: "Alice, você já pensou em fazer um blog de maquiagem? Eu acho que ia bombar!". Isso foi há sete anos, e ainda hoje me pergunto se não foi uma inspiração divina o que ele teve naquele momento; porque, se não fosse essa ideia, eu não estaria aqui contando tudo isso para vocês.

Quando decidi apostar na ideia do Yuri, não havia o pensamento "ah, que legal, vou ganhar uma graninha com esse tal de blog!". Inclusive, pensava que poderia sair perdendo, pois achava que, se eu ensinasse todos os meus truques e segredos de maquiagem, eu perderia todas as clientes, considerando que elas aprenderiam a fazer sozinhas as maquiagens e não precisariam mais de mim. Mas ainda bem que segui minha intuição e decidi encarar esse desafio, sem deixar qualquer receio me paralisar: nesses momentos decisivos, o melhor é sempre apostar no que faz nosso coração vibrar.

Parece clichê, mas bem lá no fundo a gente sabe o que quer de verdade.

Por isso é tão importante agarrar as oportunidades! Perco as contas de quantas gurias encontro por aí que me falam "ah, estou querendo abrir um canal, estou querendo montar um blog, mas não tenho coragem". Só que é preciso ter coragem, independentemente do que a gente fizer. Já pensou quantas dessas pessoas poderiam estar fazendo coisas legais com um canal de YouTube, se ao menos se dessem uma chance?

A história do meu canal também foi assim: uma tentativa de agarrar as oportunidades que apareceram na minha vida. Comecei o blog sem ter nenhuma experiência anterior, mas me dediquei muito para que ele saísse bonitinho, bem escrito e com dicas que eu achava relevantes e úteis para os leitores. Nessa época, o portal clicRBS se interessou pelo trabalho que eu estava fazendo e me convidou para hospedar o blog no seu site.

Esse convite gerou uma boa repercussão para o blog, o que me fez pensar: será que textos e fotos são suficientes para falar de maquiagem? Apesar de ser algo novo no Brasil e de haver pouquíssimas pessoas fazendo vídeos na época, mais uma vez, decidi agarrar a oportunidade e criar o meu próprio canal no YouTube. E não é que deu certo?

No começo era horrível lidar com as câmeras e com a realidade de ter um canal só meu. Eu nem sabia direito qual botão apertar naquela camerazinha sem-vergonha que eu usava para gravar os vídeos. E edição era uma palavra que não fazia parte do meu dicionário.

Olhando para trás, quando penso na minha história e no que construí profissionalmente, me sinto muito grata e

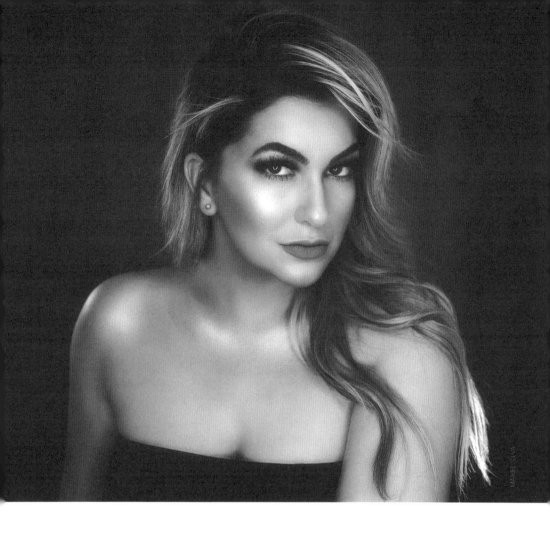

aliviada por não ter deixado essas oportunidades escaparem. A vida passa em uma velocidade absurda, e os nossos medos querem frear qualquer ímpeto de fazer algo diferente ou de sair da zona de conforto.

Hoje penso que talvez eu não saiba ficar na zona de conforto. Acho que, pela minha educação e pelo duro que sei que meus pais deram para criar todos os filhos, estou sempre buscando me superar e fazer dias sempre melhores. Eu não tenho medo de arregaçar as mangas e trabalhar, em qualquer que seja a circunstância.

Morar em São Paulo, inclusive, foi mais uma forma de me reinventar. Na noite em que me decidi sobre essa mudança, liguei para o Maikel contando sobre minha nova ideia – que também o envolvia, diga-se de passagem. Nós estávamos namorando havia três anos a distância, o que já estava ficando bem difícil. Como Curitiba (onde o Maikel morava) não era muito diferente de Porto Alegre (onde eu morava) em termos de oportunidades profissionais, a opção válida era ir para São Paulo, para estar mais integrada ao que acontece na minha área profissional. Na ocasião, contratei o meu próprio namorado: "Amor, vamos nos mudar para São Paulo? Tu queres trabalhar comigo? A gente não precisa ficar condenado a essas escolhas. Se nada der certo, a gente volta e começa tudo de novo. Tu serias meu parceiro para isso tudo?". Ainda bem que tenho um grande parceiro. Em 2015 nos mudamos e foi uma grande escolha, um grande passo!

Por isso, meu bando de gente linda, se vocês estiverem dispostos a ouvir algo de coração aberto, aí vai: agarrem as oportunidades que passarem por vocês! Não deixem que o medo ou a acomodação os paralisem!

Se vocês aproveitarem tudo o que for oferecido, terão, no mínimo, experiência e aprendizado – duas coisas que temperam a vida.

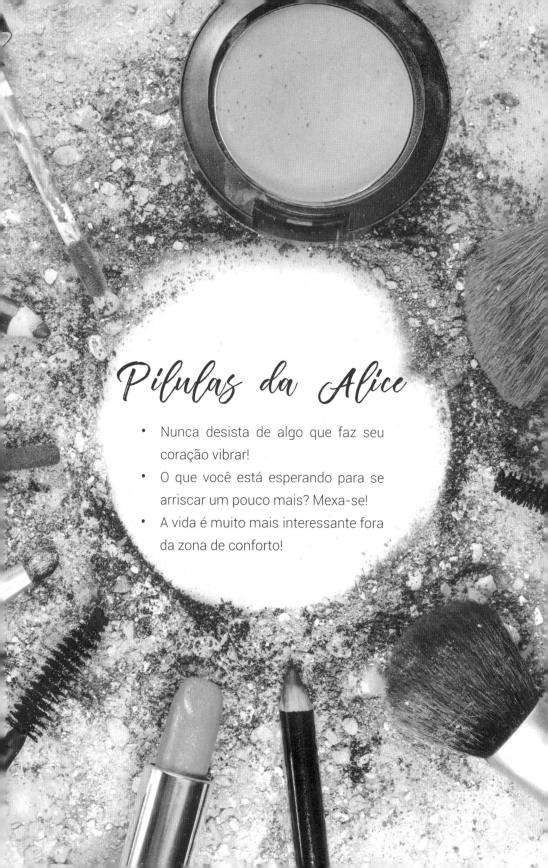

Pílulas da Alice

- Nunca desista de algo que faz seu coração vibrar!
- O que você está esperando para se arriscar um pouco mais? Mexa-se!
- A vida é muito mais interessante fora da zona de conforto!

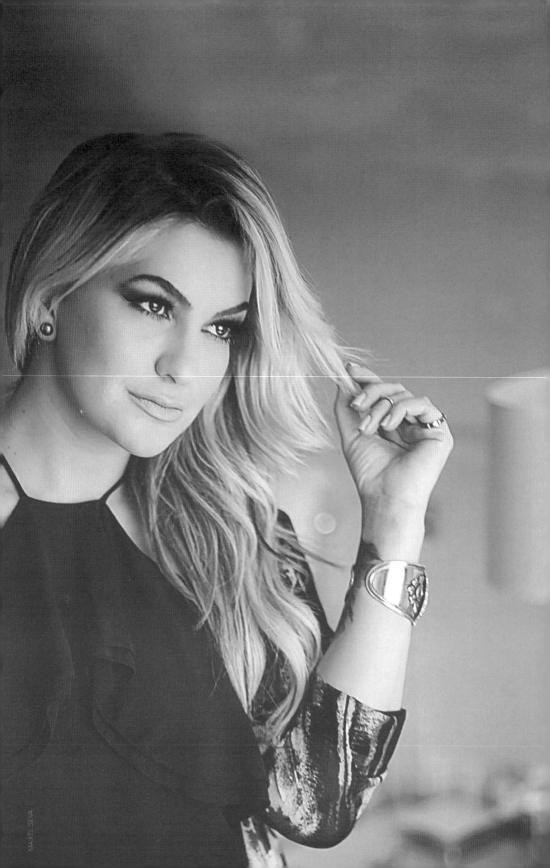

A crítica fala mais sobre quem critica do que sobre quem está sendo criticado

Sendo conhecido ou não, todo ser humano está suscetível à crítica. Afinal, quem aqui não está superacostumado a julgar? Eu mesma sou assim e sei que isso é inerente à maioria das pessoas. Acontece que, às vezes (quase sempre), há críticas demais, olhares julgadores demais, depreciações demais, em cima de uma vida que não é nossa. As mulheres, então, costumam ser um grande alvo.

Claro, toda mulher adora se cuidar e ficar bonita, e mesmo eu, que amo maquiagem, tenho momentos em que quero apenas estar em casa com a cara limpa e com aquele moletonzinho confortável. A vida também pede momentos de descanso e relaxamento.

Retomando, tá certo que todo mundo está suscetível à crítica, o que é normal, mas a internet é a terra de ninguém, permitindo colocar nossos sentimentos para fora, sem mostrar o rosto. E, como estou mais exposta do que a maioria das pessoas, sou ainda mais julgada. Tenho a impressão de que as pessoas pensam que tenho que engolir qualquer coisa que falarem sobre mim porque sou uma pessoa pública.

Houve um episódio engraçado que ilustra bem o que estou falando. Uma guria resolveu comentar em uma foto minha no Instagram: "Tua sobrancelha é horrenda!". Ok. Li e passou batido, assim como a maioria das críticas agressivas que recebo hoje em dia. Só que não parou por aí, pois uma seguidora querida tomou minhas dores e respondeu: "Horrendo é esse teu nariz aí! A Alice tem as sobrancelhas lindas, mas, se ela quiser, ela muda. O pior de tudo é tua inveja, que nem dinheiro pode mudar".

Aparentemente a moça que me criticou ficou em choque pelo fato de alguém a ter julgado, pois continuou discutindo com a minha defensora embaixo da foto e disse: "A Alice é uma pessoa pública, a gente pode falar as coisas para ela. Mas você vir falar isso para mim é um absurdo!". Daí eu entendi. Quando é para mim, podem falar à vontade... Nossa! É um grande ponto de vista! Kkkkk

Hoje em dia confesso que já estou muito acostumada com as críticas. Acho que todas as pessoas que têm uma vida parecida com a minha também já estão vacinadas. Mas nem sempre fui tão bem resolvida. Antes doía. Bastante. Mesmo que eu recebesse cem elogios, se houvesse uma crítica no meio de todos esses comentários positivos, ela me derrubava, me deixando chateada e aquilo martelava na minha cabeça por muito tempo.

Imagine se alguém dissesse pra você: "Nossa, tá precisando emagrecer, né?" ou "Como seu cabelo tá feio hoje..." Uma dessas frases poderia acabar com o seu dia. Porém, dificilmente alguém vai chegar e falar isso pra você, na sua cara. E recebo esse tipo de abordagem absolutamente todos os dias, afinal, são quase 5 milhões de pessoas me seguindo em todas as redes sociais e parte delas me segue só para me odiar. Mas a gente se acostuma com tudo na vida. Até com isso.

Foi preciso bastante terapia para chegar a um entendimento sobre essa situação. Certa vez ouvi esta frase do meu terapeuta: a crítica fala mais sobre quem está criticando do que sobre quem está sendo criticado. O assunto CRÍTICAS foi poupado das minhas consultas seguintes assim que me dei conta de que essa era uma verdade importante.

As pessoas costumam externar seus sentimentos por meio do que falam e escrevem. Se alguém está ali, me odiando, ou odiando o meu trabalho, aquele ódio é dela. Só dela. Não é meu. A irritação que ela sente ao ver uma determinada foto faz mal a ela, não a mim. Uma vez um menino me contou que estava mal-humorado e com calor. Aí ele abriu o Instagram, viu uma blogueira que ele seguia e comentou sobre um biquinho ridículo que ela estava fazendo e sobre como ela estava feia de rosto. Ele acabou sendo bloqueado pela blogueira e ficou muito sentido, afinal, ele gostava dela, mas não se dominou e fez um comentário nocivo. Eu, particularmente, acho tão curioso isso... Porque, de verdade, não tenho vontade alguma de fazer comentários desagradáveis nas fotos de ninguém, mesmo que eu não ache algo bonito. E tudo isso reforça cada vez mais a minha ideia de que quem escreve alguma coisa agressiva ou mal-educada para outra pessoa não está bem.

Foi preciso aprender a não abraçar e a não me preocupar com todas as críticas que recebia. Mas o mais importante de tudo foi aprender a reconhecer quando recebo uma crítica coerente, importante também para o meu crescimento.

No YouTube a gente trabalha com feedback o tempo todo, então é possível moldar o canal de acordo com o que funciona mais e fazer menos do que não funciona tanto. Graças a isso, a gente consegue redesenhar tudo mais rápido. Às vezes você trabalha por anos em uma empresa e demora séculos para ganhar um elogio do seu chefe. Se você comete erros, nem sempre seu superior vai ter coragem de corrigir você, e você pode continuar errando por muito tempo sem nem saber. Quando a gente tem um canal, recebemos elogios o tempo todo e correções também, o que torna o nosso trabalho muito estimulante e dinâmico.

É claro, não foi fácil chegar até aqui, e algumas críticas ainda me deixam um pouco encucada, principalmente em dias em que estou mais sensível, ou se por acaso participo de alguma polêmica. Mas é bem raro, e tenho um grande orgulho de ter alcançado a grandeza de não sofrer com isso.

É por essas razões que acho também que devemos fazer o exercício inverso: devemos sempre estar atentos às críticas que fazemos aos outros. Quando começamos a criticar muito algo em alguém (mesmo que seja mentalmente), seria interessante parar para refletir: por que isso me incomoda tanto nessa pessoa? Qual parte de mim se sente tão desconfortável com isso? A resposta pode ser surpreendente. E o problema pode estar dentro de nós.

O autoconhecimento é uma das coisas mais importantes e valiosas que uma pessoa pode buscar. Quem se conhece, se recria, se corrige. Regenera-se e acaba se tornando uma pessoa muito melhor.

Pílulas da Alice

- Não deixe que pessoas mal--resolvidas acabem com o seu dia!
- Não dê tanta força às críticas. Mas perceba que elas são importantes, se absorvidas na dose certa!
- Energia ruim faz mal a quem envia e a quem recebe. Então, tente mantê-la longe de você.

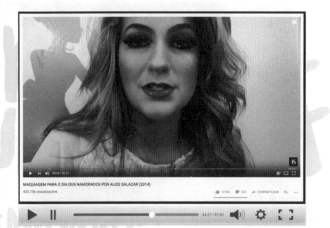
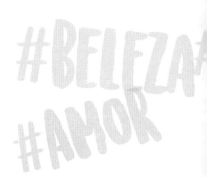

#BELEZA
#AMOR

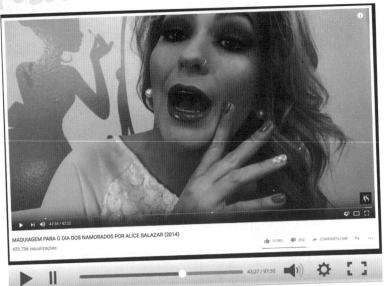

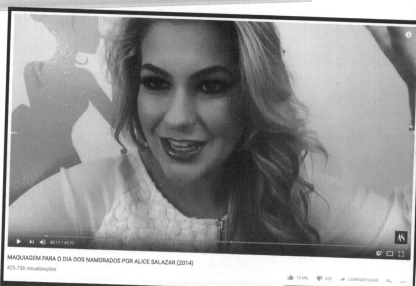

A velha história: seja sempre você mesma

Como já disse antes, muitas pessoas me perguntam o que fazer para ter um canal no YouTube ou para ser uma blogueira de sucesso. Acho até engraçado pensar na quantidade de pessoas que buscam um conselho meu, afinal, ainda tenho tanto a aprender... No entanto, sei que já vivi, já cresci e já conquistei algumas coisas legais nesta vida.

Como sabem, eu me sinto muito amiga de vocês. Sei que temos uma relação de muitas trocas e compartilhamentos, e sinto, muitas vezes, que até conheço vocês. É por isso que, em alguns momentos tomo licença para dar conselhos e dicas, muitos dos quais são frutos das minhas próprias vivências.

A dica que vou compartilhar agora pode parecer bem batida, como aquele item que está em alta e de repente todo mundo começa a usar. Sei que vocês já devem ter ouvido (ou lido) isto em vários lugares, mas sei também que esta é uma receita importante para ter uma vida feliz e tranquila. Então, vou insistir: seja você mesma!

Esse conselho é válido para tudo: vida pessoal, profissional e até virtual. Em qualquer esfera da nossa vida, sempre haverá alguém querendo nos dizer o que fazer, ou a gente vai passar por situações que testam nossos valores e escolhas. Mas é muito importante termos personalidade o suficiente para não fingir ser quem não somos. Tudo o que é falso não se sustenta e dificilmente gera algo de sucesso.

Desde o começo da minha carreira como blogueira e youtuber, pude perceber isso e também sei que esse foi um dos principais motivos por ter alcançado relevância entre os meus seguidores. Sério! Tenho preguiça de quem tenta ser o que não é. Sempre tive. Por isso, procuro sempre fazer o contrário.

Lá no início do meu canal, bem no início mesmo, apesar de eu estar segura em relação ao conteúdo que disponibilizava para as pessoas (afinal, eu falava sobre maquiagem, que era o que eu mais sabia), não tinha conseguido materializar a questão de que poderia ser espontânea realmente, especialmente nos vídeos. Foi aí que vi uma blogueira famosa, a Julia Petit, em um vídeo, e ela era superespontânea. Naquele momento fiquei extasiada e percebi que poderia ser mais solta. Então, comecei a ser eu mesma, a seguir mais a minha intuição e a mostrar a minha personalidade tal como ela é (essa doideira que vocês já conhecem muito bem hoje em dia!).

E foi assim que comecei a ser mais autêntica nos vídeos. Então passei a fazer comentários sobre as novelas que estavam no ar (pois, sim, sou noveleira!), levantava para pegar um batom no meio das gravações e às vezes demorava para encontrar e deixava o vídeo rolando, reclamava do barulho dos vizinhos... Como eles não tinham edição, acabavam com cerca de quarenta minutos. E a gente sempre se divertiu muito juntos, né?

> **Além de tudo, sempre existiu muita verdade no que eu faço. Mas ficou bem mais fácil gravar vídeos depois que descobri que não precisava posar e que poderia ser quem eu sou de verdade.**

Só parei de ficar nervosa antes de gravar quando comecei a ser espontânea. E isso é muito valioso para quem quer começar e acha que não tem jeito com as câmeras! Eu tinha exatamente esse pensamento sobre mim, me achava ridícula no segundo em que apertava o REC. Só que, quando comecei a me soltar e a ser aceita por vocês, tudo mudou. Aí sim, virei a dona da minha penteadeira.

Não adianta ir contra a verdade, contra a autenticidade. Se for, vai ser muito mais difícil fazer a coisa acontecer. Aposto que vocês também tiveram experiências

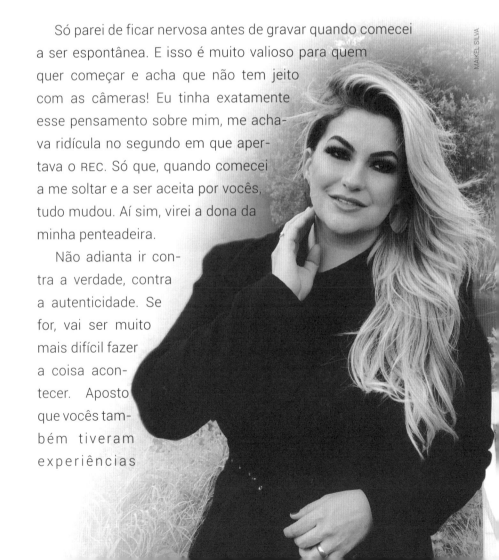

MAIKEL SILVA

em conseguir melhores resultados quando agiram como realmente são.

E isso vale para todos os aspectos da vida, mesmo quando não se trata de assuntos profissionais. Pense: não faz sentido não ser autêntico quando se está em busca de um relacionamento, por exemplo. Se você fizer um personagem para a pessoa que estiver conhecendo, até quando você pretende sustentar isso? Você pode acabar se relacionando com alguém que não te conhece direito. Ou pode levar uma vida que não te faz feliz, somente porque parece certo para os outros. Isso seria muito triste.

Então, mesmo que possa parecer errado para outras pessoas, seja quem você é de verdade e fique tranquila, pois, se alguém se aproxima de você assim, é porque te ama de verdade.

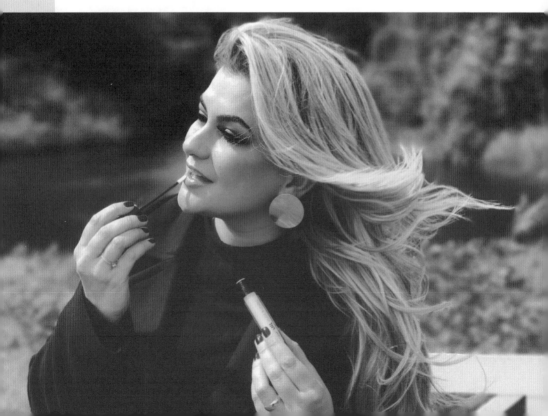

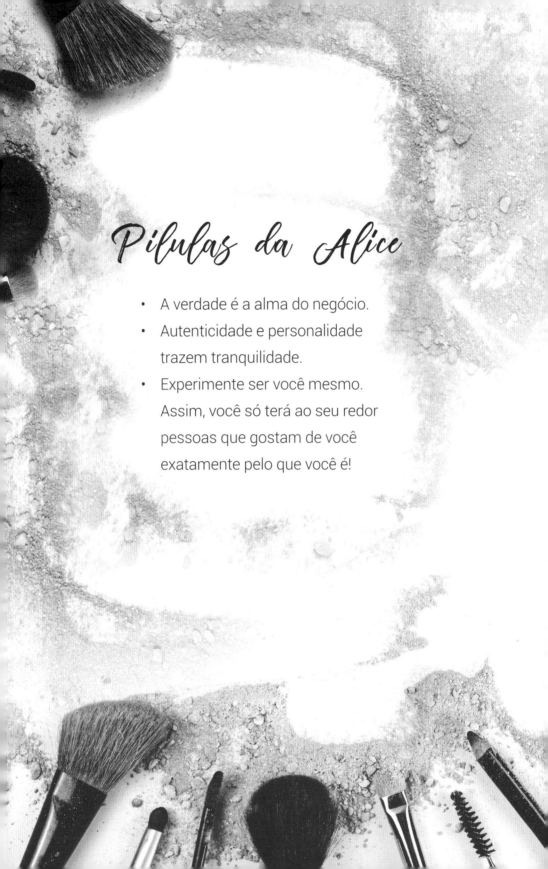

Pílulas da Alice

- A verdade é a alma do negócio.
- Autenticidade e personalidade trazem tranquilidade.
- Experimente ser você mesmo. Assim, você só terá ao seu redor pessoas que gostam de você exatamente pelo que você é!

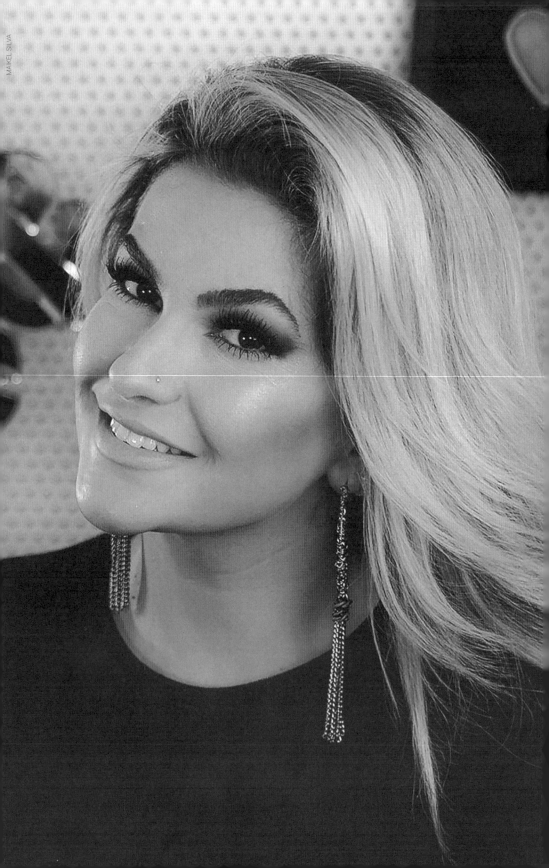

Respira, acredita e vai

Não é fácil agarrar as oportunidades meio loucas que aparecem na nossa vida, já falamos sobre isso aqui. O medo, sempre ele, vai fazer de tudo para que a gente continue na nossa zona de conforto. Pelo que aprendi, acredito que a primeira etapa para conquistar o nosso espaço é saber o que nós queremos. Então, aí sim, devemos tomar uma decisão.

Tomada a decisão, é preciso bancá-la. Fazer tudo o que pudermos para que o sonho se torne realidade, porque nada vai mudar se ficarmos de braços cruzados, né? É curioso, mas com relação a esse ponto me sinto quase sortuda, porque meus pensamentos e minhas atitudes sempre se voltam para a realização do que quero. Ainda que em alguns momentos eu sinta aquele medo normal, a necessidade de mudança e de não ficar parada é muito maior do que qualquer barreira emocional.

Talvez muito desse meu jeito de acreditar que, não importa o que aconteça, vou fazer com que as coisas deem certo (mesmo que tenha que mudar minha vida radicalmente) venha da minha criação e da história da minha família. Muito desse sentimento de colocar a mão na massa veio dos meus pais, que assim como tantos outros pais, nunca hesitaram em se esforçar para dar o melhor possível aos filhos.

Minha mãe veio de uma família que tinha posses, que havia prosperado com as plantações de arroz, entretanto, quando essa economia entrou em declínio, muitas famílias de Santo Antônio da Patrulha, incluindo a minha, foram prejudicadas. Diante dessa situação, minha mãe poderia ficar reclamando sobre todas as dificuldades que a vida estava lhe impondo e ficar parada esperando uma solução cair no colo dela – algo que nunca aconteceria, claro! Mas, em vez disso, preferiu arregaçar as mangas e acreditar que só o trabalho poderia resolver a situação.

Foi assim que, para ajudar com as finanças em casa, ela começou a vender laranjas, indo para todos os cantos com aqueles sacos de 5 kg da fruta no automóvel que tínhamos na época, um Versailles. Isso é irônico, porque esse carro era considerado bom e caro na época em que foi comprado. Só que ele foi envelhecendo e decaindo junto com a nossa situação financeira. Um carro que um dia foi usado para passeio, virou ferramenta de um trabalho pesado. Eu me lembro dessa história com muito orgulho, pois me faz perceber a inspiração que ela sempre foi para mim e para meus irmãos. Seu exemplo de superação, confiança e dignidade me deu forças para nunca ficar parada esperando as coisas acontecerem. Meu pai, da mesma forma, sempre lutando pela família, nunca teve problema algum em arregaçar as mangas e trabalhar em qualquer serviço que fosse: se formou em contabilidade, já foi jogador de futebol, já trabalhou na lavoura, já teve um bar em que servia as pessoas, já foi vereador e secretário da Agricultura do município, e agora cuida da minha empresa de maquiagens na nossa cidade no Rio Grande do Sul.

Levo esses exemplos comigo, me mostrando que, se nada der certo nessa profissão, com certeza vou seguir outro caminho sem receio algum. Poderá haver fases mais críticas, poderei passar por perrengues, mas sei que tenho forças para me recobrar e lutar. Sempre.

Até decidir ser maquiadora e apostar nisso como profissão, foi preciso tempo e algumas tentativas para que eu caísse no meu verdadeiro mundo. Mas as mudanças de rota não pararam por aí.

Enquanto ainda trabalhava no Grupo RBS, comecei a ser convidada para ministrar cursos sobre maquiagem. Apesar de ter total controle sobre o meu conhecimento, dar cursos envolvia viajar, trabalhar muito e encarar um negócio novo. Foi difícil, porque, para mim, acreditar naquilo não significava a total ausência de medo. Pelo contrário: significava saber que, apesar do medo, eu tinha que dar o meu melhor. E dar o nosso melhor pode ser muito cansativo. Mas é uma escolha que resulta no nível de profissional que você deseja ser.

Nessa época, no começo dos cursos, eu estava insegura até com relação ao preço que cobraria. Eu pensava: "Nossa, será que vão querer pagar isso por um curso meu?". Mesmo assim, segui em frente e confiei em toda a experiência que havia adquirido trabalhando como maquiadora e no conhecimento obtido com anos de estudo e dedicação.

Logo no começo, os cursos deram supercerto e acabei rodando o Brasil para compartilhar o meu conhecimento. Viajando a trabalho, com exceção do Amapá, conheci todos os outros estados do Brasil. Mas será que quando você estiver lendo este livro eu já não vou ter conhecido, hein? Kkkkk Tomara!

Fiquei cerca de um ano conciliando o meu trabalho na emissora com cursos e viagens aos finais de semana. No entanto, a demanda passou a ser tão alta e o retorno era tão grande que já não compensava mais trabalhar na TV. Só que, embora meu salário lá fosse baixo, cerca de R$ 600,00, trocar o certo pelo duvidoso não me parecia uma boa ideia. Mas tive que agir, apesar do medo.

Depois de muito desgaste por causa da correria que virou a minha vida, chegou o momento de tomar uma decisão: ficar ali, presa aos horários, ou contar com os meus cursos e começar a viver dos resultados que o blog começava a trazer. Ainda que o dinheiro dos cursos fosse bem maior do que o do trabalho formal que tinha, não era uma decisão simples trocar a carteira assinada e o plano de saúde pelo incerto dessa minha, digamos, aventura pelo mundo das blogueiras e youtubers.

Hoje, olho para trás e penso que tomei decisões importantes em momentos cruciais. Mas também consigo ver que, com dedicação, a gente acaba fazendo a coisa dar certo, mesmo que tenhamos escolhido caminhos incertos.

Nem gosto muito de pensar onde eu estaria se não fizesse o que faço hoje. Com certeza estaria dando o meu melhor, em qualquer função que desempenhasse. Só que, felizmente, eu tenho total clareza de que escolhi o rumo certo, que trabalhei muito, mas muito mesmo, para poder enxergar um horizonte bonito no final dessa estrada.

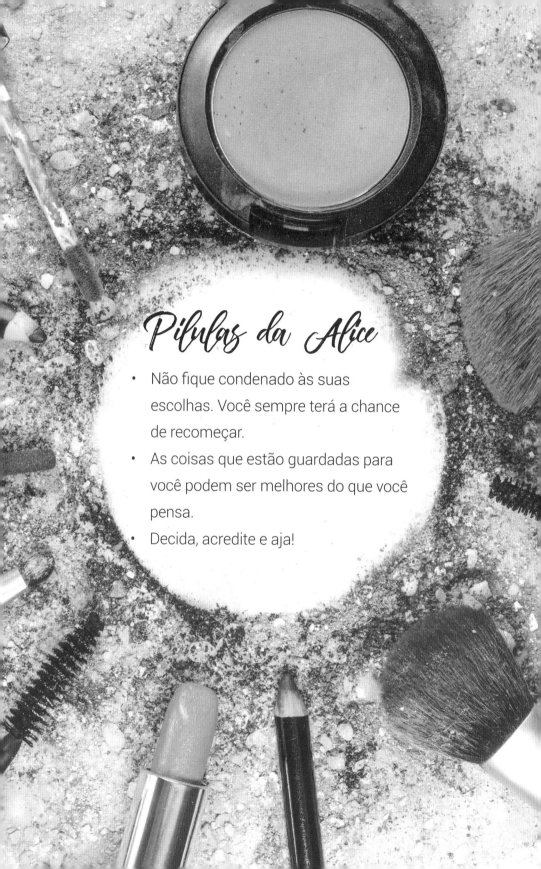

Pílulas da Alice

- Não fique condenado às suas escolhas. Você sempre terá a chance de recomeçar.
- As coisas que estão guardadas para você podem ser melhores do que você pensa.
- Decida, acredite e aja!

Um dos primeiros vídeos do canal.

Uma nova Alice a cada dia (sobre como se reinventar)

Apesar de deliciosa, a vida coloca muitos obstáculos na nossa frente. A gente vai vivendo e sentindo o quanto as coisas são difíceis. E algo costuma ser muito habitual para mim: sempre há algo no meu dia que penso que poderia ter feito melhor. E, nesses momentos, há a opção de ficar reclamando, colocar a culpa no mundo ou em outras pessoas pelo que não deu certo. Às vezes, nem percebemos que agimos assim. Mas será que isso é positivo para a gente? Pensar que tudo o que acontece está nas mãos dos outros, que não temos poder para definir nada? Os méritos pelas coisas que dão errado são só dos outros? E os méritos das coisas que deram certo são só seus? É muito ruim pensar assim. E não gosto de conviver com gente que tem esse tipo de atitude quase o tempo todo, que vive na defensiva.

Experimente assumir seus erros. A gente sente um alívio tão grande quando pede desculpas, e essa é uma atitude tão nobre... Assumindo que errou, aí sim, a gente pode assumir os acertos com gosto. Porque ninguém pode acertar sem ter errado um dia.

Vocês já devem ter percebido, pela minha história, que os meus objetivos mudaram bastante ao longo do tempo. O caminho é sempre muito surpreendente. Mas errar, assumir, zerar e recomeçar são palavras que fazem parte do meu dicionário.

Desde o início do blog tive que abraçar as mudanças. A própria criação do blog foi um momento importante, pois, quando comecei, era uma das poucas maquiadoras a produzir esse tipo de conteúdo. Foi preciso muita ousadia para enxergar a oportunidade de fazer vídeos e expor a minha própria voz, o meu rosto e o meu conhecimento.

> Logo que comecei o blog, percebi que textos não bastavam para explicar a verdadeira técnica de maquiagem. Foi por isso que criei meu canal no YouTube. Comecei a gravar de maneira improvisada no JK de 18 m² que eu alugava em Porto Alegre.

Tanto a cara quanto o conteúdo dos primeiros vídeos eram bem caseiros, sem qualquer edição. E assim segui por muito tempo.

Como estava antenada no que estava acontecendo ao meu redor com a evolução do YouTube, logo percebi que deveria e poderia fazer algo melhor. Então, lá fui eu em busca de uma nova maneira de fazer vídeos.

No meio do caminho, o Maikel entrou na minha vida e me ajudou demais em todo o processo de redescoberta e reinvenção. Como ele é publicitário e tem um olhar totalmente profissional para a comunicação, também percebeu que o canal deveria ter um conteúdo melhor, mais abrangente e mais bem-estruturado, para que as pessoas pudessem passar mais tempo assistindo. Afinal, no mundo do YouTube, não é só a quantidade de *views* que importa, mas o quanto o conteúdo consegue prender o usuário.

Mais uma vez, era preciso sair da minha zona de conforto para projetar o meu canal e a minha carreira como youtuber. Para crescer, viajava para Curitiba uma vez por mês e gravava todos os vídeos do mês em dois dias. Para isso, contratei uma produtora de lá, a fim de adequar melhor os meus vídeos ao que o mercado estava começando a exigir.

O canal cresceu muito nessa fase. Acontece que, ao gravar vídeos com essa produtora, percebi que a espontaneidade, que era uma característica tão importante do meu canal, estava se perdendo – afinal, eu gravava tudo em dois dias e acabava perdendo os assuntos factuais. Além disso, eu notei que aquela proximidade que a gente tinha, justamente por eu estar dentro da minha casa e permitir que as pessoas entrassem na minha intimidade, também foi embora. E então? Qual foi o próximo passo? Mudança, mais uma vez!

Resolvi não me prender nas coisas do jeito que estavam. Ser flexível e mudar quando as circunstâncias exigem faz parte da minha maneira de pensar. E pensar assim acaba abrindo portas para novas coisas entrarem. E foi pela possibilidade de reinvenção que decidi me mudar para São Paulo em 2015, deixando minha família e minha vida no Sul para continuar a crescer.

Ao perceber que era em São Paulo que as coisas aconteciam

de forma mais rápida, meu pensamento foi: vou para a capital paulista lutar para conseguir me destacar ainda mais! E essa mudança teve um ingrediente especial: foi quando eu e o Maikel começamos a morar juntos. Quantos sentimentos loucos essa decisão trouxe de uma vez só... Já pensou? E foi uma das melhores decisões da minha vida.

Depois de dois anos em São Paulo, começamos a ver o quanto é essencial falar inglês. Partindo dessa necessidade, tivemos que nos mexer mais uma vez. Fui dar uma palestra de maquiagem em Londres, e eu e o Maikel nos apaixonamos pelo lugar. Caminhando na rua, a gente decidiu na hora: vamos vir morar aqui por um tempo para estudar inglês? Vamos! E, menos de um ano depois, realizamos mais esse sonho. Durante três meses de estudo e experiências no Reino Unido, fiz cinco cursos de maquiagem por lá, e o Maikel estudou fotografia. Tudo para melhorar mais e mais o nosso trabalho.

E essa foi mais uma das decisões mais maravilhosas que já tomei.

Sabe... Eu me criei no interior do Rio Grande do Sul, mas não me limitei ao que a cidade me oferecia. E o fato de não ficar limitada a um lugar e a uma condição fez com que eu tivesse experiências memoráveis na vida.

Após tantas transições, sei que esse ainda é apenas o começo e que vou passar a minha vida realizando mudanças e me reinventando. Se nada der certo para mim daqui para a frente, eu começo a trabalhar com outra coisa no mesmo instante! Faço o que precisar. Inclusive, posso fazer como minha mãe e vender qualquer coisa de porta em porta. E podem ser, inclusive, laranjas. Afinal, para mim, o bonito é trabalhar. Simples assim!

Pílulas da Alice

- Reinvente-se sempre que for necessário.
- Se você não fizer, alguém vai fazer na sua frente. Então, corra!
- Não fique tanto tempo se queixando e pensando que determinada coisa não é legal para você. Mexa-se e mude!

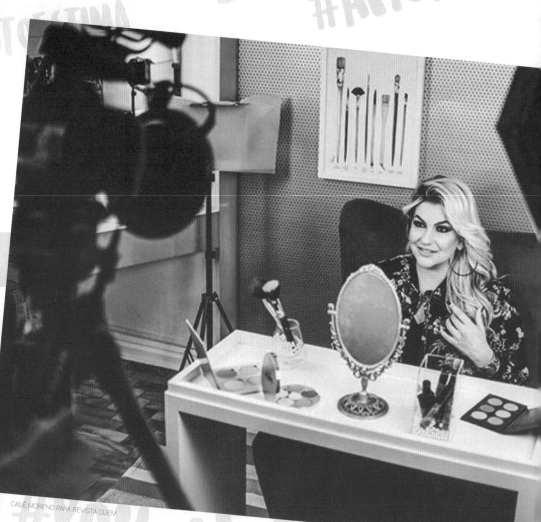
CAUÊ MORENO PARA REVISTA QUEM

Você é o quê, mesmo? Youtuber? Blogueira?

Quando conhecemos alguém, uma das primeiras coisas que a gente quer saber sobre a pessoa é o que ela faz da vida. Na nossa sociedade, e principalmente no nosso país, a profissão define quem somos e, infelizmente, até como os outros nos tratam. Não é à toa que muitas mulheres que tomam a decisão corajosa de se dedicar inteiramente à educação dos filhos passam por crises de identidade. Nesses casos, muitas pessoas as julgam, como se o fato de não trabalharem fora as tornasse menos importantes, ou menos mulheres, o que é muito injusto.

As novas profissões que surgiram com a explosão da internet, como blogueiro e youtuber, também atraem olhares tortos. Muitas pessoas ainda não entendem minha profissão e, quando não me conhecem, costumam me julgar por isso.

Se ainda hoje há certo preconceito e incompreensão sobre ser um blogueiro, imaginem como era alguns anos atrás, quando não havia tantos por aí. Antes o preconceito existia porque a profissão era desconhecida. Hoje, na verdade, as reações mais comuns são "Ah, você é youtuber!", junto com aquela cara de "Mais uma! Que saco."

    Lembro que uma vez, antes de namorar o Maikel, eu estava na balada e um guri se aproximou de mim e fez as perguntas de sempre: "Oi, como é o seu nome? O que você faz?". Diante da pergunta, respondi: "Sou maquiadora e blogueira!". Nesse momento, pude sentir o olhar de desdém dele, algo que ele nem tentou disfarçar. A descrença com relação à minha profissão foi tanta que ele chegou até a me perguntar: "Mas dá para ganhar dinheiro com isso?". Eu respondi, discretamente, que dava... Seguimos conversando mais um pouco e, dali a alguns minutos, uma guria chegou, me deu um grande abraço e pediu para tirar uma foto! Kkkkk! Aquilo era tudo o que eu precisava pra dar o troco para aquele menino. Ele ficou bem chocado e perguntou: "Ah, então você é famosa?". Eu dei um sorrisinho, um adeus e saí de perto dele.

    No final das contas, entendo um pouco a desconfiança das pessoas, afinal, ser blogueira ou youtuber é algo novo, uma profissão que surgiu há pouquíssimo tempo. Só não entendo por que passa pela cabeça de algumas pessoas que uma profissão pode ser menos importante que outra. Profissões e funções são todas extremamente importantes, e cada pessoa tem seu talento para determinada coisa.

> "Quer as pessoas aceitem, quer não, o mundo está mudando cada vez mais. E a internet veio para transformar a forma como nos relacionamos e nos informamos."

#ALICE SALAZAR

A internet revolucionou muitas coisas. Principalmente o fato de as pessoas poderem mostrar o seu talento. Antes, se você cantava, dançava, ou era bonita e se vestia bem, ou se você fazia qualquer coisa especial, você só tinha chance de mostrar isso a um grande público pela TV. E a porcentagem de pessoas talentosas que conseguia mostrar seu trabalho na televisão era ridícula. Por isso a internet é tão mágica, tão viciante e traz tantas oportunidades. Não tinha como não dar certo algo tão incrível! O mundo é feito de feras, de pessoas muito talentosas em muitas coisas. Ainda bem que a internet permite que essas competências apareçam.

O termo *digital influencer* não nasceu por acaso, afinal, pessoas nessa posição influenciam outras, como qualquer veículo de comunicação faz.

É comum, também, o desconhecimento sobre o dia a dia de youtubers e blogueiros (apesar de, muitas vezes, essa rotina estar exposta em nossos canais). E aí entra o julgamento de que os influenciadores digitais não fazem nada de muito sério, ou que não fazem nada o dia inteiro, ou que só viajam ou se preocupam com o look.

Mas a realidade é que há muito, muito trabalho, dedicação e planejamento por trás até mesmo de vídeos de dez minutos e fotos de look do dia. Afinal, além da produção dos vídeos e fotos na prática, há todo um trabalho de definição de conteúdo, pesquisa constante, interação diária com os usuários, estudo de métricas, e por aí vai...

O mais importante disso tudo, pelo menos para mim, é que, apesar de haver um cuidado que muitas vezes não é percebido, esse é um trabalho que me faz muito feliz. Eu mal consigo colocar em palavras o tanto que trabalhar dividindo os meus conhecimentos de maquiagem e recebendo o carinho que eu recebo me completa, me alimenta.

> Então, quando alguém me faz a pergunta clássica "O que você faz da vida?", eu encho a boca pra responder: "Sou maquiadora, youtuber e blogueira!". E esse trabalho me estimula a acordar todos os dias, pronta para dar o meu melhor.

Em suma, acredito que não importa o que cada pessoa faz para ganhar a sua vida (dentro da lei, é claro!). Desde que tenha um impacto positivo para ela e para os outros, toda profissão é importante. Afinal, tudo o que é feito com amor prospera e é necessário!

E já pararam para pensar no que seria do mundo se todos quisessem fazer a mesma coisa e tivessem as mesmas habilidades? Por isso cada profissão é especial, única e necessária.

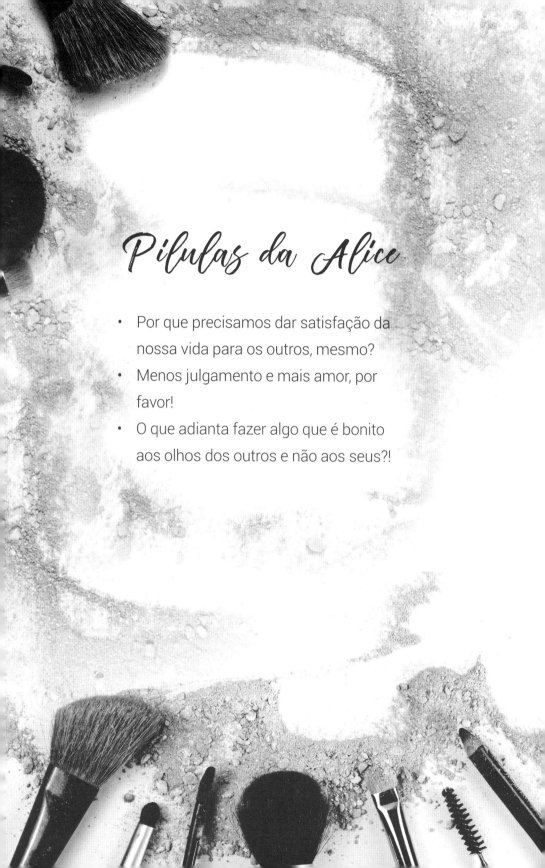

Pílulas da Alice

- Por que precisamos dar satisfação da nossa vida para os outros, mesmo?
- Menos julgamento e mais amor, por favor!
- O que adianta fazer algo que é bonito aos olhos dos outros e não aos seus?!

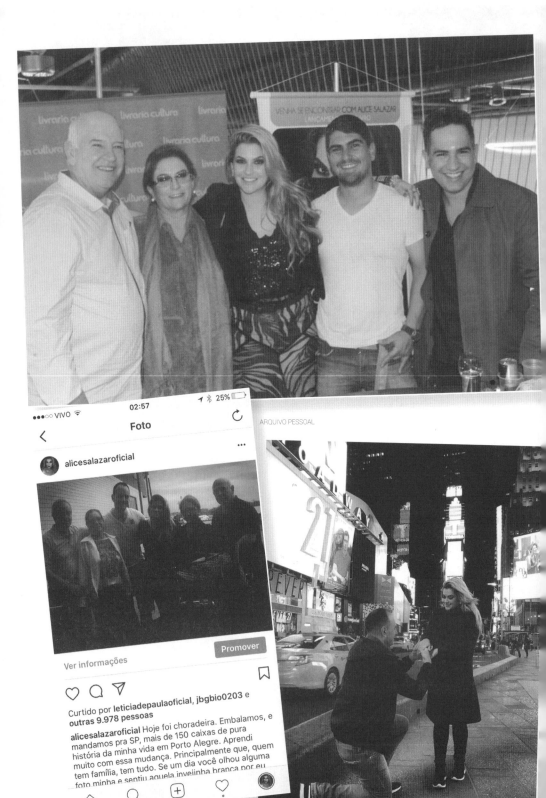

Nem tudo é (só!) o que parece

É muito fácil ser enganado pelas aparências. Em época de redes sociais então, nem se fala! Pode reparar: em qualquer perfil de Instagram, você só vai encontrar pessoas felizes e vidas maravilhosas. Mas essa não é bem a realidade, não é mesmo?

Vejam bem, não vão achando que sou contra as redes sociais ou que acho a internet um mar de falsidade e tudo mais. Mas também não dá para ser hipócrita e falar que só há verdades na rede, porque não é bem assim e pronto. Acontece que a gente gosta de registrar e tirar fotos só das coisas boas e é isso que a gente quer compartilhar com os outros, concorda? Ninguém gosta de ver fotos feias, pessoas reclamando ou se queixando da vida. A gente quer ver algo que nos inspire, não é?

Por isso, dá até para se enganar achando que só você tem problemas, mais ninguém. Mas é bom ter em mente que momentos de tristeza e de dificuldade fazem parte da vida de todo mundo. E que a vida real não mora nas redes sociais e não é feita só de *likes* e *comments*.

Digo tudo isso porque é algo que acontece comigo também. Por exemplo, como em todos os relacionamentos normais, eu e o Maikel temos discussões, ajustes que qualquer casal precisa para poder conviver bem. No entanto, é claro que não saio postando-as por aí, porque não é o que as pessoas esperam ver.

E, nesse cenário, também entra a questão dos *haters* nas redes sociais. Pessoas que estão mais expostas recebem mais comentários negativos do que as que levam vidas, digamos, mais discretas – embora a gente saiba que, em época de redes sociais, ninguém tem uma vida tão discreta assim...

> O problema é que essa aparência de felicidade eterna pode gerar uma frustração infundada em quem vê, pois as pessoas comparam a própria vida com algo que não é tão real, ou, pelo menos, não é daquele jeito o tempo todo.

Quando as pessoas começam a comparar a própria vida com a de blogueiros e youtubers, aí a coisa esquenta ainda mais. É difícil alguém olhar para um superastro – por exemplo, a Angelina Jolie – e sentir ciúme do vestido dela, ou pensar que ela está no Oscar e a pessoa não, ou invejar o dinheiro que ela tem. Quando as pessoas olham para a Angelina Jolie, elas acham o máximo tudo o que ela tem, o quanto ela é linda, boa atriz... Pouquíssimas pessoas conseguirão atingir o seu patamar de sucesso, e a maioria delas nem pretende. Por isso, conformam-se com o seu estrelato e, consequentemente, admiram-na. Isso acontece simplesmente porque ela é totalmente distante e inalcançável. Ela jamais responderá a algum comentário seu nas redes sociais, por exemplo, e tudo bem.

O blogueiro, por sua vez, é muito mais próximo das pessoas, por isso desperta tanta comparação. Blogueiros geralmente são pessoas completamente normais, que têm uma relação muito próxima com o público, que mostram sua casa, sua vida e seu cotidiano. São pessoas que, geralmente, fazem sucesso há pouco tempo – até porque essa é uma profissão bem nova. E toda essa proximidade é o que gera a competição e a comparação, quando as pessoas decidem ir para a internet odiar. A proximidade traz aquele pensamento inevitável: "poderia ser eu naquela viagem ou naquela festa maravilhosa". Simplesmente porque, teoricamente, qualquer pessoa pode tentar ser um blogueiro de sucesso e conseguir, se tiver algo especial para mostrar. Isso pode, então, gerar uma certa frustração em quem nunca correu de verdade atrás disso.

Eu tenho plena consciência e gratidão pelas oportunidades que a minha profissão proporciona: viajar e conhecer lugares incríveis, participar de eventos espetaculares, conhecer muitas pessoas legais pelo caminho... Mas o que muitos não sabem é que a minha vida não se resume a isso. Existe muito mais do que os looks do dia mostram.

Claro, toda essa parte é legal demais e torna a minha vida muito mais colorida. Mas há outros aspectos dela que são tão bons quanto, mas que não aparecem nas redes sociais.

É o caso da minha família, por exemplo. A época que me mudei para São Paulo com o Maikel foi um período de muita alegria, mas foi muito difícil. Na ocasião, estava supersensível e tive que discutir bastante essa questão na terapia para aprender a melhor forma de lidar com a mudança.

Experimentei um turbilhão de pensamentos: ao mesmo tempo que estava superfeliz e empolgada com as possibilidades que São Paulo me traria, estava com o coração partido de ter que ir para mais longe da minha família e da família do Maikel.

> Não importa a idade que a gente tenha. O processo de crescimento e amadurecimento é sempre difícil.

Eram muitas novidades de uma vez, e foi engraçado porque, quando estava passando por essa fase de transição, ficava com muita vontade de chorar. Mas, ao mesmo tempo, gostava de rir e pular de alegria. Foi um processo de total autoconhecimento. Mas, ao mesmo tempo, tinha muita alegria no meio de tudo.

O dia de embarcar para São Paulo foi o mais difícil de todos. Tanto a família do Maikel quanto a minha reuniram-se para se despedir da gente. Para registrar aquele momento tão importante, tiramos uma foto todos juntos, a qual foi direto para o meu Instagram. Essa foto foi muito significativa para mim, e na legenda comentei sobre a frustração que muitas pessoas sentem diante de momentos que são aparentemente mais felizes do que os que elas vivem. De coração aberto, escrevi que, se algum dia alguém tivesse sentido uma pontinha de inveja (sei disso porque isso é normal do ser humano, e eu, como sou humana, também invejo uma coisa ou outra) por alguma foto minha em um hotel bacana, ou em uma festa superlegal, estava errado. Comentei que se tivessem que invejar alguma coisa, que invejassem aquela foto. Porque ali estava o começo de tudo. E também o fim.

Na ocasião, pude observar o quanto sou sortuda por ter uma família como a minha e o quanto ela é importante na minha vida. Isso, sim, depende de sorte. Não depende do seu esforço. Por isso sou tão grata pela sorte que tive.

O engraçado é que essa foto foi muito curtida e comentada no meu perfil, o que me faz pensar que, talvez, nesse ambiente digital, as pessoas estejam carentes de momentos de veracidade e que, quando se deparam com eles, criam conexões verdadeiras e acabam se identificando.

> No final das contas, não importa quantos looks do dia maravilhosos nós postemos, a quantos desfiles da Fashion Week estejamos assistindo ou quantas festas badaladas frequentemos. Sem conexões reais, sem partilha, não tem como sermos felizes de verdade.

Até porque, em algum momento, a gente vai ter que desligar o celular. E aí? O que sobra se você não tiver pessoas de verdade ao seu lado?

Todo mundo tem que enfrentar dificuldades e passar por momentos tristes de vez em quando. Isso faz crescer e cria contraste, para a gente aprender a valorizar mais os momentos legais que recebe. E claro que é bom termos a oportunidade de nos inspirar nas experiências de outras pessoas. Mas estabelecer padrões de sucesso e felicidade com base no que vemos nas redes sociais pode ser frustrante e perigoso para a autoestima. Principalmente porque é prazeroso dividir as coisas boas da vida. Mas, quando a gente está com problemas, está desanimada, para baixo, a gente quer mais é ficar sozinha ou dividir a tristeza com alguém muito importante do nosso convívio, que possa nos oferecer um colo. Redes sociais, geralmente, não são lugares em que a gente sente vontade de estampar os nossos problemas.

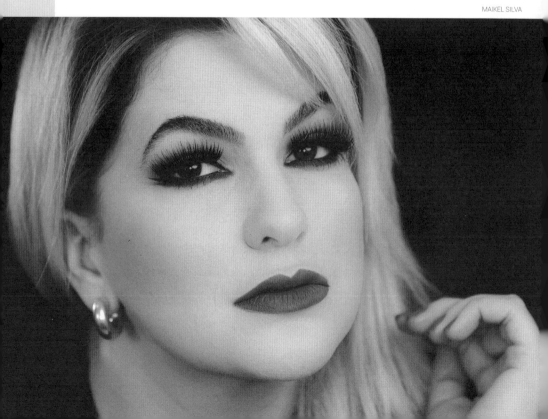

Pílulas da Alice

- Veja além da quantidade de *likes*. 👍
- Importe-se mais com o que há do outro lado do espelho.
- Já parou para agradecer o que há de bom na sua vida hoje?

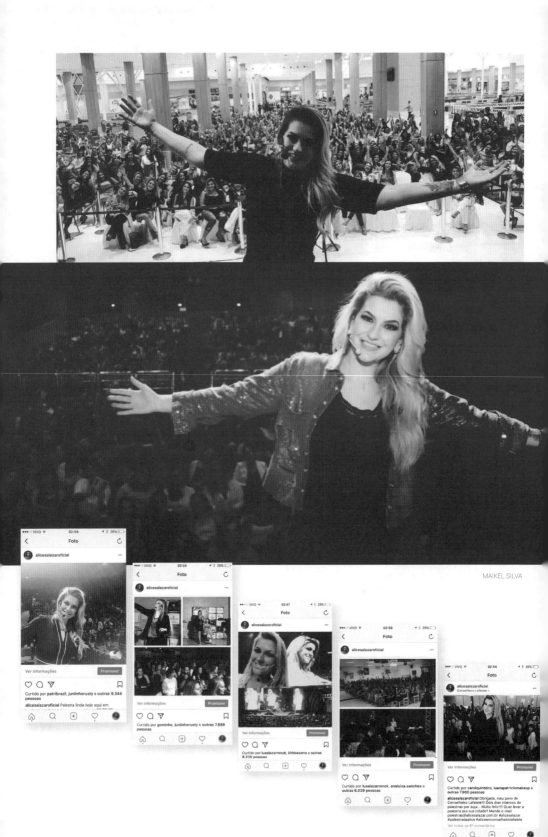

MAIKEL SILVA

Força, foco e fé nunca falham

A vida é assim: tudo o que ela tem de maravilhosa, ela tem de difícil. Em alguns momentos (ou em vários), a gente até se questiona se teremos mesmo força para enfrentar tudo o que vem pela frente. Mas, se pararmos para olhar com carinho, se enxergarmos tudo de forma mais positiva, dá para considerar que as coisas boas que chegam até nós superam as ruins.

E quem nunca se preocupou à toa? Eu sou campeã nesse quesito. Gastamos uma energia imensa com preocupações desnecessárias. É curioso, mas, mesmo nos momentos bons, a nossa mente parece sempre conseguir achar algum pensamento para nos torturar, alguma forma de sabotar as nossas conquistas. Faz parte da nossa natureza estarmos insatisfeitos o tempo todo, sempre em busca de alguma coisa, querendo sempre mais e mais de tudo. Não que eu ache a ambição algo negativo, pelo contrário: se ela for respeitada e na dose certa, ela pode fazer a gente crescer muito. Mas esse boicote que a gente costuma trazer para dentro das nossas vitórias é simplesmente uma autodefesa que acaba nos impedindo de desfrutar completamente delas.

Viver envolve lidar com questões profissionais, familiares, financeiras, relacionamentos... Ou seja, é praticamente impossível tudo estar 100% bem ao mesmo tempo. É um malabarismo infinito tentar equilibrar todos os setores. E não é saudável a gente ficar procurando sarna para se coçar, procurando problemas até nas coisas boas, que devem ser aproveitadas. Sabe quando a gente fica se preocupando em excesso com tudo o que se passa conosco?

Logo que o blog começou a fazer sucesso, passei a ganhar destaque como maquiadora. Comecei a ser convidada para ir a programas de TV, como o *Mais Você* da Ana Maria Braga, ou o *Programa da Eliana*, por exemplo. Tudo era tão incrível, eu estava tão feliz com meu trabalho, estava começando a namorar o Maikel, estava entrando uma grana legal. Mas algo parecia estar errado...

> Era muito louco – e, em certa medida, ainda é –, mas muitas pessoas estavam prestando atenção na minha vida, e eu já era reconhecida nas ruas.

Parece ingratidão (e parecer ingratidão é a coisa mais desesperadora para mim), mas comecei a estranhar todo o destaque que começava a receber. Ficava me questionando se era correto receber tudo aquilo realmente. O mais doido é que a gente é quem a gente é desde sempre. A percepção que a gente tem sobre nós mesmos não muda depois da notoriedade. Acontece que, de uma hora para a outra, as pessoas passam a te admirar, a te odiar, a te dar amor, a te cobrar amor... Pessoas que você não conhece passam a conhecer você profundamente, se você não é um personagem. Pessoas da sua cidade natal, que nem te cumprimentavam, passam a abrir aquele sorrisão quando te veem. Nas ruas de todas as cidades do Brasil, as pessoas pedem beijos, abraços e autógrafos. Autógrafo no rosto. Pedem que você grave vídeos para as amigas ou parentes delas. Elas choram por você. E rezam por você. Só que você, na sua cabeça, é o mesmo de sempre. Deu para perceber a loucura disso? Se essa situação não for extremamente bem trabalhada na sua cabeça, você enlouquece. Em determinado momento, a pressão ficou muito forte e eu já não conseguia entender nada direito.

Recebia tanto, mas tanto amor que achava que estava sempre devendo. A gente acha que, se não se arrebentar para fazer o melhor vídeo, o melhor trabalho, a melhor maquiagem, se não for a pessoa mais simpática do mundo quando encontra alguém ao vivo que te conhece — mesmo que você esteja num dia péssimo —, tudo para atender à expectativa do público, você é a pior pessoa que existe. Foi só depois de cerca de um ano de terapia que passei a conseguir aceitar melhor toda a situação, a ficar em paz e a poder curtir essa bênção que recebo por meio da minha profissão. Meu psicanalista fez o seguinte alerta: "Alice, você recebe tudo isso porque você já deu muito a elas! Você só recebe o retorno de todo o amor que você já deu. Aliás, você deu coisas valiosíssimas! Você deu uma pessoa para elas amarem!

E deu para a mulher, por meio da maquiagem que ensina, a capacidade de ela se amar."

Depois dessas e de muitas outras conversas maravilhosas que tive no divã, que foram essenciais para a reintegração das minhas emoções (por isso sou tão incentivadora da terapia! Obrigada, Dr. Julio Conte!), tive muito mais força para poder focar nos meus objetivos. Além disso, comecei a usar todo o reconhecimento que recebo como munição para um trabalho cada vez mais pleno e concreto.

Portanto, se você estiver passando por questionamentos desse tipo, encontrando problemas mesmo em coisas boas, tente resgatar sua força, seu foco e sua fé. Sabe por quê? Porque na minha vida aprendi que é importante ter força para sair das *bad vibes* e ter uma visão mais clara das situações; foco nos objetivos e na dedicação necessária para alcançá-los; e fé de que tudo o que acontece tem um motivo e que tudo vai acabar dando certo!

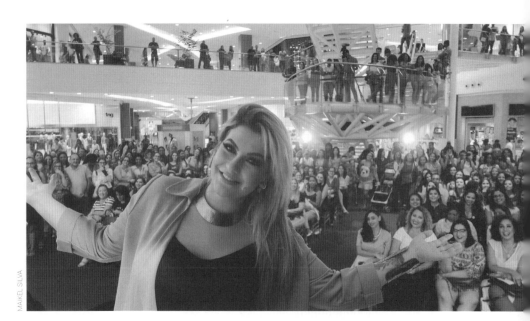

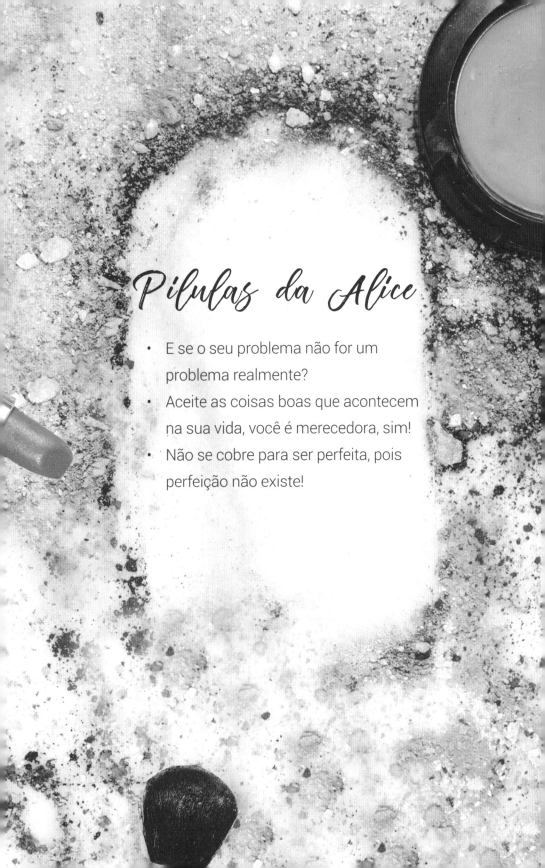

Pílulas da Alice

- E se o seu problema não for um problema realmente?
- Aceite as coisas boas que acontecem na sua vida, você é merecedora, sim!
- Não se cobre para ser perfeita, pois perfeição não existe!

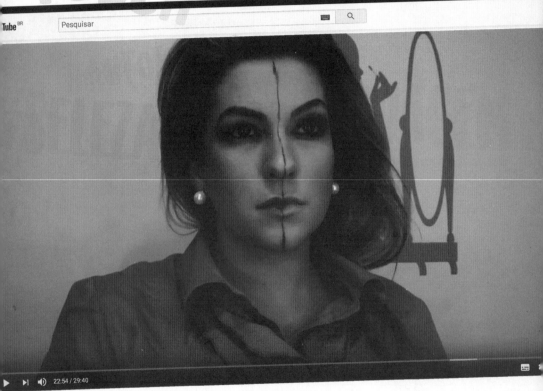

MO VOCÊ SE MAQUIAVA ANTES E COMO SE MAQUIA AGORA POR ALICE SALAZAR

74.699 visualizações

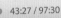 139 MIL 14 MIL COMPARTILHA

Tudo o que você fizer, faça da melhor forma

Sabe aquela história de que, quando a gente põe o nosso coração em alguma coisa, os resultados certamente vão aparecer? Pois eu acredito muito nisso! No entanto, colocar o coração em alguma coisa significa não apenas se envolver emocionalmente, mas, também, dedicar-se de corpo e alma a ela. Caso contrário, nada acontece!

Às vezes dói, às vezes passa pela cabeça que não vou conseguir, às vezes vem aquele pensamento do tipo: "como assim, você vai palestrar para tantas pessoas? Você vai falar em público? Você vai entrar ao vivo nesse programa de TV?". Ninguém nunca disse que seria fácil. Mas tenho a convicção de que tudo o que faz o coração vibrar está longe de ser simples. Mas é muito mais prazeroso.

Pela minha experiência e pelo que aprendi com outras pessoas, construir algo relevante requer constante superação. Os nossos limites são testados o tempo todo. E se não tivermos grandeza o suficiente para baixar a bola e pensar com calma nas coisas, pode ter certeza de que o estresse vai acabar com você.

> **Para ser maquiadora, youtuber e blogueira, também preciso superar meus limites e evoluir o tempo todo. Afinal, concorrência é o que não falta nesse universo digital da beleza.**

Uma das maiores superações que eu enfrentei, por exemplo, foi em relação ao desconforto que sentia quando estava em frente às câmeras no começo de tudo. Percebi essa minha carência mesmo antes de ter um canal de YouTube.

Uma vez, quando ainda trabalhava como maquiadora no Grupo RBS, estavam fazendo um teste de cenário para um programa, e eles precisavam que alguém ficasse ali sentado respondendo às perguntas da jornalista. Era só uma simulação, para verificar a posição das luzes e a das cadeiras. Aparentemente, era algo absolutamente tranquilo. Mas não foi nada tranquilo para mim.

A jornalista começou me fazendo três perguntas, todas sobre mim mesma, e nem isso eu soube responder! Kkkkk! Quando comecei a responder a primeira, já nem lembrava mais das outras, aí já viu o desastre! Fiquei supernervosa em um teste que nem dizia respeito a mim. Daquele momento em diante, eu tive a certeza de que era preciso ter nascido para as câmeras para estar à frente delas. E eu não tinha jeito nenhum para a coisa.

O que eu não percebi no momento é que a desenvoltura na frente das câmeras ou para falar em público é algo completamente treinável! Essa habilidade, assim como qualquer outra na vida, pode se desenvolver com a prática.

Mas só pude chegar a essa conclusão quando tive que enfrentar minha dificuldade. Conforme fui gravando os vídeos para o canal, ia percebendo que, logicamente, poderia e deveria melhorar. Claro, comecei com pouquíssima desenvoltura e pouca habilidade. Nos primeiros vídeos eu estava bem dura, séria e formal. Nada a ver com o que eu sou de verdade (até vale a pena ir lá no YouTube dar uma fuxicada no meu primeiro vídeo, só para a gente rir juntos! Kkkkk!). Naquela época, sozinha em casa, eu apertava o REC e, antes de falar qualquer coisa, apertava no STOP de tanta vergonha de mim mesma! Se eu era convidada para participar de algum programa de TV para falar sobre maquiagem, ficava a noite anterior sem dormir.

Mas, aos poucos, estar na frente das câmeras foi deixando de ser um bicho de sete cabeças para mim. Até que eu descobri duas coisas cruciais: ser espontânea (totalmente eu mesma) e dominar o assunto (que no caso era maquiagem e era com o que eu já trabalhava), deveriam definir completamente o meu comportamento ao começar a gravar. O mundo se abriu e, aí sim, comecei a dominar a minha câmera, pois, antes, ela sabia me deixar vermelha e encabulada como ninguém.

Eu sou uma pessoa que vive em busca de fazer algo legal, e procuro sempre dar o melhor de mim. Desde pequena. Sou uma CDF. Lembro que, quando meu blog começou a ser hospedado pelo clicRBS, o pessoal do portal começou a me explicar como as coisas funcionavam. Entre outras coisas, eles disseram que não era possível colocar uma imagem qualquer da internet no blog, por questões de direitos autorais. Existia uma certa burocracia para usar essas tais imagens. Mesmo que eu tivesse que respeitar esses trâmites, seria muito fácil retirar tudo da rede, afinal, eu não precisaria nem fotografar, nem maquiar. Mas optei por produzir e desenvolver cada vez mais o meu próprio conteúdo. E isso, automaticamente, começou a trazer mais atenção, relevância e credibilidade para o blog.

> O que eu tiro de tudo isso é que pode parecer mais cômodo ir pelo caminho mais fácil. Na verdade, mais cômodo até é. Mas tem coisas que a gente sente que precisam ser feitas e que precisam do nosso melhor.

E se você sente, respeite isso. A agonia e a frustração que sentimos muitas vezes ao ver o sucesso do outro, geralmente, vêm da sensação que temos de que poderíamos ter dado mais da gente ou ter corrido mais atrás das coisas, para ter aquele sucesso também. Dar o nosso melhor e acreditar que é possível dominar aquilo que a gente considera uma dificuldade intransponível são questões importantíssimas para mim.

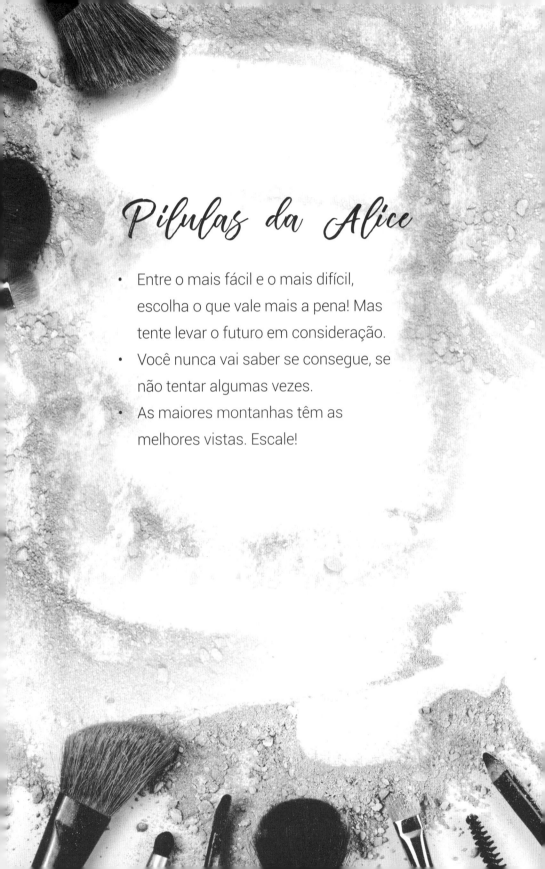

Pílulas da Alice

- Entre o mais fácil e o mais difícil, escolha o que vale mais a pena! Mas tente levar o futuro em consideração.
- Você nunca vai saber se consegue, se não tentar algumas vezes.
- As maiores montanhas têm as melhores vistas. Escale!

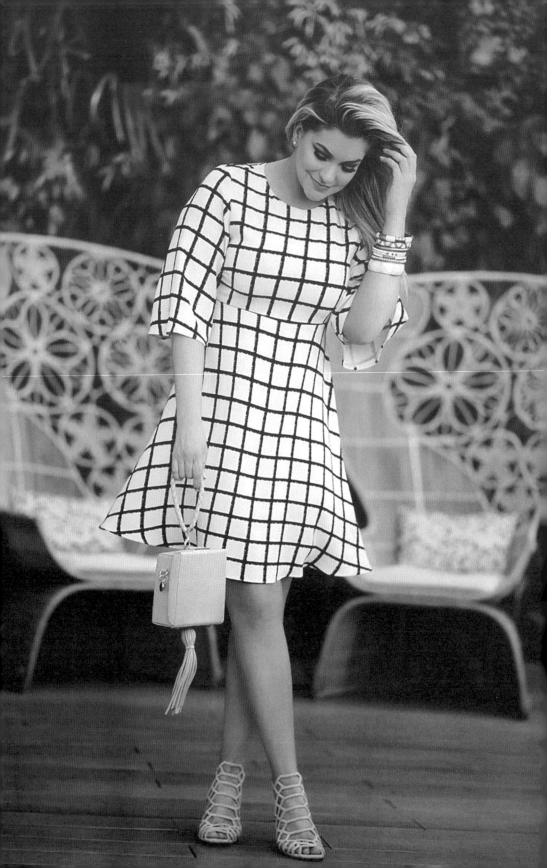

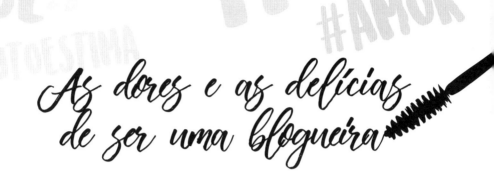

As dores e as delícias de ser uma blogueira

Já dizia Caetano Veloso: "Cada um sabe a dor e a delícia de ser o que é". Olhando de fora, a grama do vizinho parece sempre mais verde, e nunca paramos para pensar no que ele teve de superar para conseguir uma grama tão verdinha. Esse é um ditado comum, mas muito real. Quando a gente cobiça algo de alguém, a gente quer o resultado. E não a construção.

Vamos confessar: é comum a gente se colocar no lugar de vítima e pensar que somos sempre os mais sofredores. Mas, por mais difícil que seja, temos que assumir a responsabilidade pelas nossas escolhas.

Invariavelmente, vamos enfrentar o ônus e o bônus das nossas decisões. E isso não deve ser encarado como algo ruim. Pelo contrário: arcar com a nossa responsabilidade pode ser uma grande oportunidade de crescimento pessoal.

Pensando nas delícias da minha profissão, tenho muita gratidão pela vida maravilhosa que levo (assim como muitos de vocês, tenho certeza!). Tenho saúde, uma família estruturada, e, como já mencionei, a vida de youtuber proporciona momentos maravilhosos. Participar de programas de TV de grande audiência, ser reconhecida nas ruas, desfilar na Sapucaí, dar curso de maquiagem no Japão e conhecer pessoas maravilhosas que admiro muito, como a Glória Pires e a Claudia Leitte, são exemplos disso. Guardo cada uma dessas lembranças e muitas outras com muito carinho no meu quadro de conquistas.

> **Outro aspecto maravilhoso da minha carreira, que não posso deixar de mencionar, é a oportunidade de conhecer diversos lugares ao redor do mundo.**

Até hoje, eu e o Maikel damos aqueles pulinhos de alegria quando chegamos a um lugar novo e diferente. Quando ficamos sozinhos, a gente ri muito e se abraça, comemorando aquele momento como se fôssemos duas crianças que estão

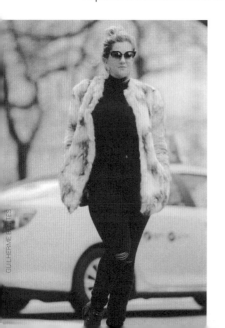
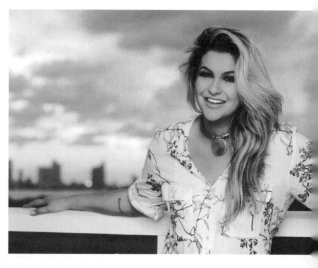

#ALICE SALAZAR

comendo doce pela primeira vez. Isso acontece porque essas oportunidades são relativamente novas para a gente. Um dia a gente não teve nada disso, e nós começamos a fazer essas viagens maiores, principalmente para fora do Brasil, nos últimos três ou quatro anos. E quer saber? Foi a melhor coisa não ter tido nada disso, pois damos o devido valor agora. Muitas vezes, antes de dormir, a gente fecha os olhos e faz uma oração em agradecimento ao que recebemos.

Mas, como nem tudo na vida são flores, há também o outro lado que deve ser compreendido. Aprendi com a experiência que, o que essa profissão tem de maravilhosa, tem de difícil. Se falarmos sobre o YouTube, por exemplo, um dos grandes diferenciais da plataforma é a possibilidade de um feedback praticamente instantâneo. Isso faz com que um vídeo que eu acabei de postar possa ser esculachado ou amado em poucos minutos.

Essa realidade me dá a possibilidade de, rapidamente, reagir e corrigir o rumo de algo que não está indo bem, como, por exemplo, os conteúdos que não geram muita aceitação do público. Esses, no final das contas, são conteúdos que acabam me ensinando muito sobre a forma de lidar com as críticas e aprender com elas.

Todo esse dinamismo me faz perceber que estou muito exposta o tempo todo, o que, às vezes, pode ser pesado para mim. E a exposição, na maioria das vezes, tem como consequência um aspecto muito maçante: as críticas destrutivas. Os famosos *haters*, aqueles que adoram odiar e criticar os outros pela internet, fazem parte da rotina de qualquer youtuber ou blogueiro e parecem adorar se alimentar da negatividade que transmitem por aí. Embora eu já esteja muito acostumada com toda essa situação que eles criam, conforme já falamos aqui no livro, energia ruim circulando, em qualquer meio que seja (ambiente de trabalho, casa, internet), sempre deixa o ar sobrecarregado. Concordam?

Nesse cenário, quando tudo fica muito exponenciado, as redes sociais abrem espaço tanto para as pessoas elogiarem o que curtem, demonstrarem seu amor, como, também, para falarem quando não acham algo legal. É fato que a internet deu um poder enorme de comunicação aos seus usuários. Em vez de consumidores passivos de conteúdo, as pessoas reagem cada vez mais às informações às quais são expostas. E isso tem um lado extremamente positivo. É sensacional dar voz a pessoas inteligentes, do bem e de bom senso, para que possam, por meio de críticas e elogios, construir algo melhor e diferente. Mas o anonimato que a internet trouxe, ainda mais pelo fato de as pessoas estarem separadas por telas, deu coragem aos cruéis serem realmente negativos e agressivos com aquilo de que eles não gostam ou que os incomoda.

Sei que não é tudo que faço que vai agradar a todos. Até porque não sou dinheiro para agradar todo mundo, como já dizia o ditado. Mas adoro quando as críticas me ajudam a ser uma profissional e uma pessoa melhor. Quando aprendo e cresço com elas.

Outro aspecto que youtubers e blogueiros têm que aprender a lidar é que tudo, mas tudo mesmo, como uma opinião, uma palavra, uma foto qualquer ou um look, por exemplo, pode acabar gerando uma polêmica enorme. Polêmicas podem acontecer em qualquer situação, porque a comunicação é algo muito complexo. Pessoas podem interpretar coisas de maneiras diferentes. E aí, a gente precisa tentar evitar o prejuízo. Após alguns anos de experiência nesse ramo, aprendi bastante sobre o assunto. Percebo logo o que pode gerar um "auê" desnecessário, mesmo que não seja a intenção, e trabalho tentando evitar isso. Mesmo assim, não saio ilesa o tempo todo. Vez ou outra é preciso apagar algum incêndio.

Passei por uma polêmica bem interessante e vou contar um pouquinho sobre ela aqui, pois foi um exemplo no qual eu aprendi muito com as críticas. Com ela, também aprendi a prestar mais atenção aos detalhes e a fazer o exercício de tentar enxergar mais as coisas com os olhos de quem me assiste.

Foi assim: tenho um sabonete demaquilante na minha linha de maquiagens que adoro e do qual tenho muito orgulho pela qualidade. Para explicar melhor como ele funcionava, fiz uma gravação em que utilizava o produto para tirar minha maquiagem e então cometi uma gafe!

No sul do país, a questão da escassez da água não é tão alarmante como em alguns estados brasileiros. Claro, há uma consciência mundial sobre a necessidade de economizar água, mas isso não é algo tão presente na nossa realidade. Ainda mais na minha, que fui criada no interior, onde é muito comum a utilização de poço artesiano.

Pois bem. Comecei a gravar o vídeo. Liguei a torneira e comecei a aplicar o produto no meu próprio rosto, falando sobre ele. Estava muito empolgada com o demaquilante! Enquanto fa-

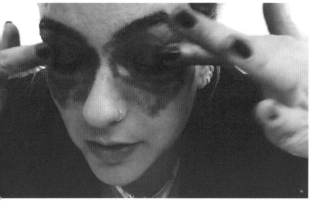
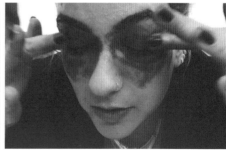

zia a aplicação, não parei para pensar se deveria ou não fechar a torneira, sendo que a água continuou escorrendo ininterruptamente. E então, o que aconteceu? Recebi uma enxurrada de comentários negativos! Pessoas praticamente implorando para que a torneira fosse fechada. Ninguém conseguiu prestar atenção no sabonete, visto que a água caindo estava torturando a mente das pessoas conscientes.

Acabei me sentindo muito mal por não ter notado essa necessidade antes. Mas me senti ainda pior quando percebi que os comentários negativos das pessoas não eram apenas para incomodar ou para me deixar chateada, mas, sim, porque as pessoas ficaram doídas mesmo.

Essa situação gerou um grande aprendizado para mim, porque tenho total consciência de que foi um erro meu ter desperdiçado aquela água. Na verdade, a torneira nem ficou aberta por tanto tempo assim. Mas, quando olhei o vídeo novamente, com os olhos do público, notei que eu deveria ter tido muito mais cuidado com aquilo mesmo.

Essa e outras milhares de situações que geraram polêmica em cima de algo que eu fiz ou falei ensinaram-me a ter um raciocínio muito rápido sobre o que devo e não devo falar. Isso me deixa muito mais preparada para lidar com possíveis controvérsias. Temos que passar por algumas experiências doloridas para aprender a ajustar as coisas. Os desafios, as críticas e as situações delicadas que temos que enfrentar acabam nos tornando muito, muito mais fortes.

Todos sentimos as dores e delícias de ser quem a gente é. O legal é, a partir dessa visão, desenvolver a nossa empatia. Colocar-se no lugar do outro para entendê-lo é um movimento grandioso e fácil, que pode nos ajudar em todas as relações.

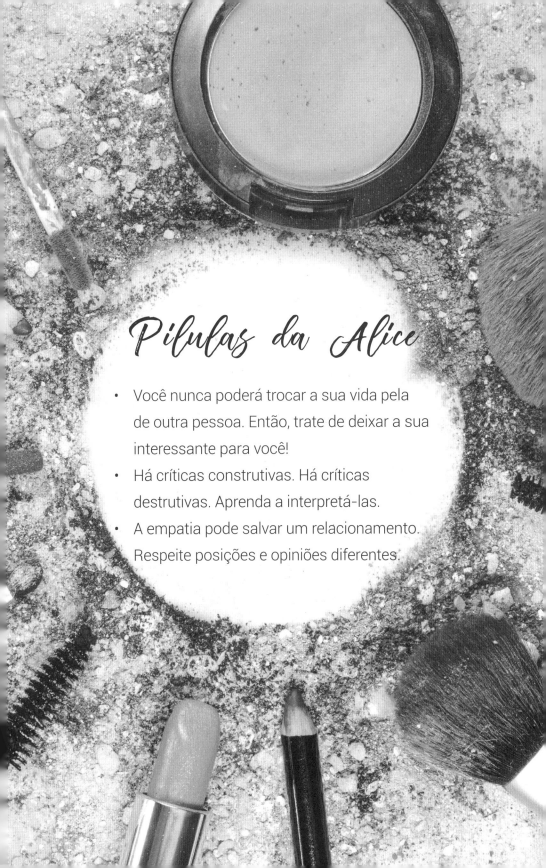

Pílulas da Alice

- Você nunca poderá trocar a sua vida pela de outra pessoa. Então, trate de deixar a sua interessante para você!
- Há críticas construtivas. Há críticas destrutivas. Aprenda a interpretá-las.
- A empatia pode salvar um relacionamento. Respeite posições e opiniões diferentes.

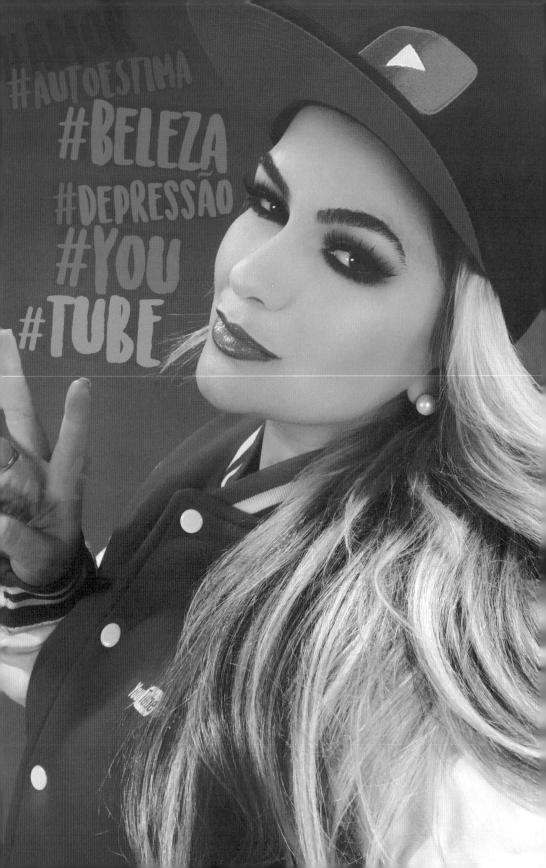

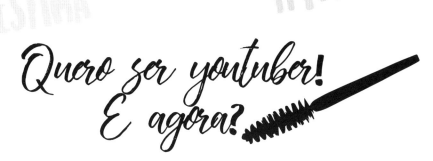

Quero ser youtuber! E agora?

Como já disse, muitas pessoas me perguntam como fazem para ter um canal no YouTube. Elas dizem que têm vontade, mas que não têm coragem, ou não têm tempo, ou têm vergonha, ou que não sabem como começar. Enfim, são muitos os motivos que as impedem de investir nesse negócio.

Às vezes, falta apenas um empurrãozinho para que essas pessoas possam construir um canal legal e relevante. Às vezes, precisam de uma noção básica para conseguirem desengatar o freio de mão e saírem acelerando por aí. Em qualquer um dos casos, posso, pelo menos, tentar ajudar.

O que quero fazer aqui é compartilhar um pouco dos aprendizados que tive ao longo desse meu tempo de canal. Respondendo às perguntas mais frequentes, creio que consiga dar uma noção geral para quem está interessado em começar a gerar conteúdo.

Vale ressaltar que nada é fácil e que vai haver mais dedicação do que retorno, pelo menos no começo. A primeira dica é não desistir no primeiro obstáculo, porque, se desistir, você nunca saberá o verdadeiro potencial do seu canal e o que ele poderá realmente conquistar.

Sobre o que vou falar?

No meu caso, o tema maquiagem aconteceu muito naturalmente, pois era algo de que eu tinha bastante conhecimento e experiência e que gostaria de compartilhar com as pessoas. Você deve conhecer muito sobre o que vai falar. Deve ter propriedade no assunto, pois vai dividi-lo com muita gente. Se você não tiver conteúdo e não tiver como desenvolver o tema que você escolheu, provavelmente o seu repertório acabará rapidamente e você não terá um canal forte e consistente. No meu canal, por exemplo, onde o foco é maquiagem, embora eu circule por outros assuntos, ele já tem um nome forte para quem procura por maquiagem no YouTube. E isso é importante. Quando você for criar o seu canal, escolha falar sobre o que você mais sabe e entende. Fixe esse assunto e faça com que as pessoas associem o seu nome a ele. Não pense:

> "Eu quero criar um canal! Mas não sei sobre o que vou falar!". Pense: "Eu sei muito sobre esse tema. Vou criar um canal para dividir os meus conhecimentos sobre ele."

Quais são as habilidades necessárias para ter um canal?

Para ter um canal de YouTube é importante saber bastante sobre algum assunto, saber gravar e editar vídeos. Se você só souber falar e apertar o REC, você pode contratar alguém para fazer o resto dos serviços para você. Quando eu comecei, eu mesma me gravava com uma câmera muito ruinzinha e nem editava. Mas hoje, com a profissionalização dos blogueiros e youtubers, acredito que você precisará começar com um pouco mais de recursos, pois todo mundo que está há um tempo na plataforma já está se dedicando para ter um canal mais bonito e caprichado. Sinceramente, não sei como seria, nos dias de hoje, começar como eu comecei – com um cenário tão ruim, sem iluminação alguma, com a câmera mais simples e sem edição. Pode ser que dê certo, pode ser que não. Mas, se você só tiver essas condições e não tentar, não vai saber. Só que, com a tecnologia cada vez mais acessível, está muito mais fácil acessar truques e dicas para iluminação e cenários o mais barato possível. No próprio YouTube você encontra dicas sobre isso. Edição também é algo que você consegue aprender sem grandes dificuldades, pois há programas que são de fácil manuseio para fazer isso. E estudar o YouTube é uma obrigação! Aprender todas as manhas e ler os gráficos que a plataforma disponibiliza sobre o seu próprio canal pode trazer muitas respostas.

É preciso planejar o meu conteúdo ou vou gravando conforme vai surgindo o assunto?

Planejar foi uma lição que aprendi com o Maikel. Ele trouxe o planejamento da sua expertise em publicidade e colocou na nossa rotina, o que foi extremamente importante. Todos os meses a gente senta e define todos os vídeos que serão gravados e todos os dias que vamos fazer isso, no meio da nossa agenda tão turbulenta. A gente vê o que mais rendeu no mês anterior e tenta seguir uma linha parecida. Analisamos o que não deu muito certo e partimos para outros assuntos. Com essa metodologia, conseguimos postar, em média, três vídeos por semana, com conteúdos superpensados. A gente consegue, também, com esse formato de trabalho, viajar por um mês e ficar sem gravar nada, se estivermos organizados e com os vídeos já prontos. Planejamento é algo essencial, pois traz frequência de vídeos para o canal, o que, por sua vez, motiva a fidelidade do público que já conta com o seu vídeo naquele dia que você está acostumado a postar.

Como produzir conteúdo de qualidade?

Como já comentei, é muito importante que você saiba sobre o que está falando. Se você tiver propriedade para abordar o assunto, já é meio caminho andado para um conteúdo de qualidade. Sempre que você for agregar um assunto novo, pesquise. Informe-se. Tente perceber os temas que estão em alta e tente relacioná-los com o seu. Produza tudo com amor e seriedade. Pense que aquilo é um trabalho e que você, mais uma vez, precisa dar o seu melhor. Gravar só por gravar é perda de tempo. O público percebe na hora quando a gente grava um vídeo com pressa ou sem a dedicação necessária. Conteúdo relevante traz engajamento e retenção, duas palavrinhas que são extremamente importantes dentro do YouTube.

É importante interagir com o público?

Muito! Faz parte da rotina de um youtuber interagir com o seu público e acompanhar o feedback que vai recebendo. Essa é uma ótima forma de saber se o seu conteúdo está realmente agradando ou se você precisa repensar. Eu sou conhecida como a pessoa que não responde comentários no Instagram. Como é impossível responder a todos, fico constrangida em responder somente a algumas pessoas e não a outras. Mas isso é algo muito meu. Procuro interagir por meio dos Stories do Instagram e nos próprios vídeos, trazendo assuntos que leio nos comentários. Mas sei que é muito importante interagir e eu gostaria de fazer isso muito mais, o que, às vezes, fica impossível. Porém, responder a críticas destrutivas é algo que, definitivamente, não vale a pena. Quanto mais assunto você dá aos *haters*, mais eles vão amar a atenção que você está dando, mesmo que seja uma atenção negativa. Responder ao amor é o que deve ser feito nas redes sociais.

Fazer *colabs* é legal?

Não é só legal! É importante e divertido! Você conhece algum outro youtuber com quem você poderia ou gostaria de gravar? Pois essa é uma ótima oportunidade para aumentar o seu público e o dele. Colaborações trazem relevância e dinamismo para os dois canais. Só vejo vantagens: você vai fazer amigos, aumentar seus inscritos e os dele também. Pense em assuntos que se adaptem a cada canal e vá firme!

Essas são pequenas dicas que eu espero que você guarde, caso queira se aventurar no mundo dos vídeos, ou que divida com quem você conhece e que está precisando. É claro que foi só um gostinho e que esses pontos estão em constante atualização, porque o mundo da internet é muito dinâmico. Mas eles, certamente, merecem ser considerados no momento em que se fala sobre YouTube.

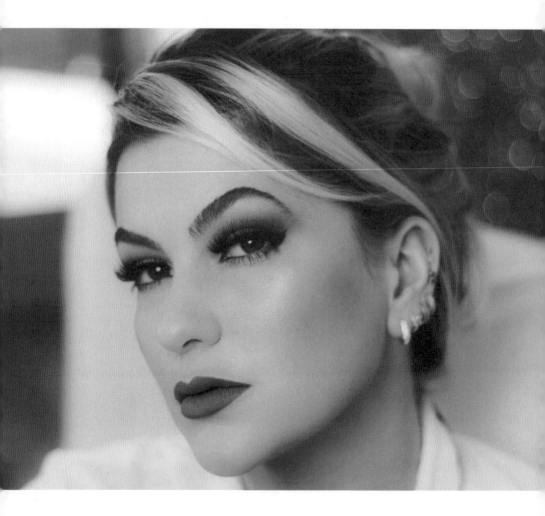

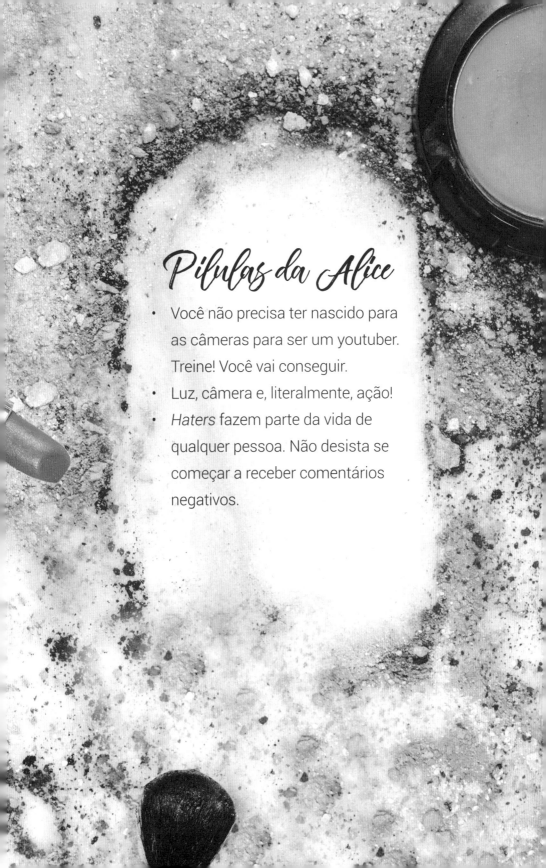

Pílulas da Alice

- Você não precisa ter nascido para as câmeras para ser um youtuber. Treine! Você vai conseguir.
- Luz, câmera e, literalmente, ação!
- *Haters* fazem parte da vida de qualquer pessoa. Não desista se começar a receber comentários negativos.

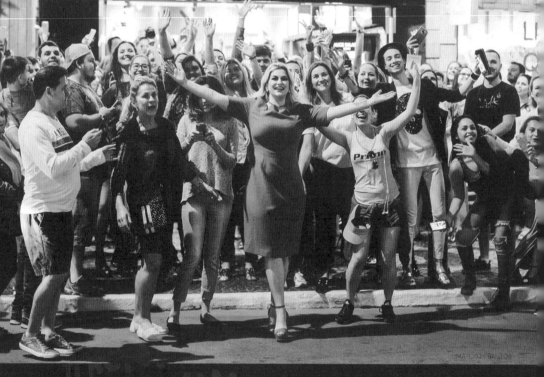

Prazer, eu sou Alice empreendedora!

Como sopro, às vezes passam pela nossa cabeça pensamentos desencorajadores, que dizem que não somos capazes de fazer aquilo que mais amamos e que projetamos. Mas, da mesma maneira, recebemos chacoalhões que chegam para nos lembrar de que a nossa força de vontade é muito maior do que imaginamos.

E que alegria! É muito bom ter a sensação de superação! Afinal, uma das melhores coisas da vida é ser arrebatado pelas próprias conquistas, não é mesmo? É por isso que, após alguns chacoalhões, muito trabalho e muita superação, posso me considerar uma empreendedora.

Boa parte das conquistas da minha vida começaram de maneira despretensiosa – foi assim com o blog e com o meu canal, por exemplo. Primeiro nasceu o blog, a partir da sugestão do meu amigo Yuri, como já contei. Depois veio o canal no YouTube, por vontade de explorar mais detalhadamente as dicas de maquiagem que eu tinha para dar. Não pretendia ganhar dinheiro com nenhum deles. Mas sentia que eles poderiam me levar a algum lugar e não deixei essa intuição pra trás.

Quando o blog começou a repercutir, eu comecei a dar os cursos. Estava muito empolgada com todas as possibilidades de trabalho que apareciam.

Viajava sem parar e vinha, rapidamente, ganhando credibilidade e conquistando o meu espaço. No entanto, com o tempo e com o cansaço devido à excessiva carga de trabalho, foi preciso refletir melhor sobre o rumo que a minha vida estava tomando. Ainda bem que parei para fazer isso, pois assim pude, cada vez mais, ampliar minha atuação de trabalho. Como em todo começo, foi tudo bem amador. Não tinha um empresário que fizesse a gestão da minha carreira. Era meu irmão, o Cristiano, quem disponibilizava seu tempo precioso para me ajudar nessa parte, quando eu não podia colocar a minha cara para negociar certas coisas.

Até hoje tenho a maior gratidão a ele, pois sua ajuda sempre foi decisiva para o meu crescimento profissional.

Tudo estava funcionando bem e evoluindo pouco a pouco. Mas quando comecei a namorar o Maikel e dividir o dia a dia da minha profissão, como a gente faz em qualquer relacionamento, acabei me conscientizando da necessidade de ter uma pessoa exclusivamente focada em me ajudar. Foi por intermédio do próprio Maikel que conheci uma ex-colega dele, a Patrícia Carneiro, a qual começou a fazer estudos sobre a minha carreira e acabou fazendo também o trabalho de empresária. Logo de início já deu para notar as melhorias e o trabalho passou a ficar muito mais leve. Deu para ver o quanto foi bom ter alguém especializado em Marketing ao meu lado. Assim que a empresa dela, a Plann, assumiu essa parte, decidimos alterar o cenário dos cursos para palestras, o que foi muito positivo. E a construção da minha marca começava a ter um cuidado profissional.

Os cursos me ajudaram muito e foram um grande sucesso. Viajei durante três anos, todos os finais de semana do mês para trabalhar. Só que, mesmo viajando tanto para atender a essa demanda, havia filas de espera em diversas cidades do Brasil. Muitas pessoas estavam interessadas em fazer os cursos, mas como só cabiam doze pessoas em cada turma (cheguei a esse número porque só assim era possível dar atenção a todas as alunas), acabou gerando muita fila de espera. No Rio de Janeiro, por exemplo, chegou a ter mais de seiscentas pessoas aguardando uma vaga. Em São Paulo não era diferente. E assim aconteceu, em vários estados.

Na época, além das viagens a trabalho, aprendi a investir cada vez mais na qualidade do conteúdo do meu canal. Foi então que algo muito especial surgiu como possibilidade para mim: fui convidada (e aceitei de cara o convite, claro!) para escrever o meu primeiro livro. Um livro focado em maquiagem, que contaria muito sobre a experiência que acumulei ao longo da carreira de maquiadora.

O livro, para meu espanto e alegria, teve grande êxito. Vendemos milhares de exemplares e, na noite de lançamento em Porto Alegre, havia mais de mil pessoas na fila para me dar um abraço e pegar um autógrafo. Surreal, não é mesmo? Parecia um sonho para mim!

E foi um sonho mesmo. Lembro que, na época em que trabalhava como telefonista e depois no Grupo RBS, frequentava muito a rodoviária de Porto Alegre para ir para a casa dos meus pais em Santo Antônio da Patrulha. Foi então que, depois de um bom tempo, após o lançamento, fiquei muito emocionada quando me deparei com o meu próprio livro na banca da rodoviária, pouco depois de tê-lo visto na mesa dos mais vendidos na Saraiva em um shopping. Naquele momento, parei para pensar no quão irônico era tudo aquilo! Estava tão feliz e lembrei que, num dia, eu estava batalhando para conseguir o dinheiro para pagar a passagem na rodoviária. No outro, nessa mesma rodoviária, que eu tanto frequentava, tinha um livro meu, exposto, para todos verem e comprarem. Ao mesmo tempo, vê-lo na mesa dos mais vendidos de um grande shopping era demais para mim.

Aos poucos fui desenvolvendo, também, uma visão de negócio mais ampla, que me permitiu trabalhar em diversas frentes. Afinal, esse era apenas o começo, e sempre tive muita clareza de que havia muitas possibilidades de negócio para explorar.

Naquele momento, sempre em busca de criar algo diferente, continuei com foco na expansão dos negócios. Foi aí que criei a minha própria linha de maquiagem, a qual sempre havia sonhado em ter.

Tudo começou quando um químico me enviou algumas amostras de produtos para eu conhecer, e eu adorei! Nessa época, ainda estava no Grupo RBS, o que deixa claro que realizar sonhos e construir uma carreira sólida exige paciência e dedicação.

Pois bem, após receber as amostras, respondi a ele que queria lançar uma linha de glitters e se ele seria capaz de produzir pra mim. Mas ele foi além e sugeriu que fizesse uma linha completa de maquiagem! Não é que grandes projetos da minha vida surgem da inspiração de outras pessoas também?! Dividi essa vontade com os meus irmãos, que abraçaram o projeto na hora, e entraram como sócios nesse empreendimento.

A linha de maquiagem é algo em que ainda estou trabalhando para desenvolver, porque sou muito criteriosa e nem sempre eu aprovo as amostras de produtos que chegam para mim. Criar uma grande marca é realmente um sonho – algo que quero deixar como legado para os meus filhos e netos –, logo, não posso lançar produtos de qualquer jeito, que não sejam aprovadíssimos por mim.

Recentemente, avançamos um pouco mais. Fomos procurados por um grupo especializado em trabalhar com franquias.

Em seis meses, eles levantaram o projeto mais ousado da minha carreira: a rede de franquias Alice Salazar Store, que já começa a se espalhar pelo Brasil. A rede de franquias é composta por lojas físicas, as quais podem ser quiosques em shoppings ou lojas individuais, com endereço próprio. A loja vende produtos de maquiagem, moda e cabelos de várias marcas. Todas as marcas foram criteriosamente escolhidas e são endossadas por mim e pela maioria das blogueiras.

Hoje, tenho muito orgulho e segurança de dizer que me vejo como uma empreendedora, pois trabalho com várias unidades de negócio: palestras, livros, publicidade em redes sociais, linha de maquiagem e franquias.

Apesar de ser grata todos os dias por essas conquistas, sei que não foi apenas um golpe de sorte. Tudo foi fruto de muito planejamento, aposta, ousadia e trabalho. Sou fã daquela frase genial de Picasso, que diz mais ou menos assim: "Todas as vezes que a sorte me procurou, ela me encontrou trabalhando".

Hoje em dia, muito mais do que a quantidade de seguidores nas redes sociais ou *views* no YouTube, a gente preza por uma imagem na qual as marcas possam confiar. Meu trabalho, durante a vida toda, foi construir minha credibilidade. E é isso o que tenho de mais valioso.

Sempre em busca de me reciclar, comecei a achar que faltava um apelo de moda na minha carreira. Eu precisava aprender, e muito, sobre toda essa parte que complementa a beleza de forma tão importante. Foi então que entrei para a Fhits, uma plataforma de influenciadores digitais, que me fez mergulhar muito mais nesse mundo, levando-me para as semanas de moda nacionais e internacionais.

Olhando em retrospectiva, sou bem satisfeita com a minha trajetória. Esse é um sentimento que não é apenas meu, mas de todos aqueles que estão próximos a mim e que me amam. Aqueles que conseguem enxergar o meu crescimento e que conseguem sentir o quanto foram importantes o tempo todo.

Bem. Mas o que quero com todo esse texto? Ficar enaltecendo as minhas conquistas? Com certeza não. Mas acho que é importante lembrar o quanto eu não fiquei parada ao longo de todos esses anos. Acho relevante tentar trazer um pouco de estímulo e coragem para quem está precisando. E quero que mais e mais pessoas possam seguir o caminho do empreendedorismo.

Sei que cada vez mais as mulheres estão protagonizando o campo profissional. E esse é um caminho sem volta, por toda a competência que temos. Mas ainda há muito a ser feito e a gente precisa de muitas pessoas para construir um negócio sólido.

Eu mesma me aceito cada vez mais nesse papel, mas tenho vários parceiros que são essenciais na estruturação de todos os negócios: o Maikel, os meus irmãos, o meu pai, a Sibelle Rangel Zalamena (uma das minhas mais antigas e leais amigas, que hoje ajuda o meu pai a cuidar da empresa de maquiagens). No final, independentemente de quem "pega junto", o que vale é ter um objetivo em comum e paixão pelo que se faz.

Como sempre, sei que esse é apenas o começo, e mal posso esperar pelo que o futuro me guarda! Se nada do que tenho hoje prosperar, pode ter certeza de que vou me reinventar mais uma vez, pois não tenho medo de trabalho. Gosto muito de olhar para os meus negócios e enxergar uma constante reciclagem. Além disso, é muito gratificante poder dizer: prazer, sou Alice! Sou blogueira, youtuber, maquiadora, empresária, escritora e palestrante! Ou seja: várias Alices em uma Alice empreendedora. E você, está esperando o quê para ir em frente com o seu negócio?

Pílulas da Alice

- Não espere retorno do que você não fez por merecer.
- Que tal tirar aquela ideia do papel e transformá-la em um negócio?
- O sucesso vem depois do esforço. Não se esqueça disso!

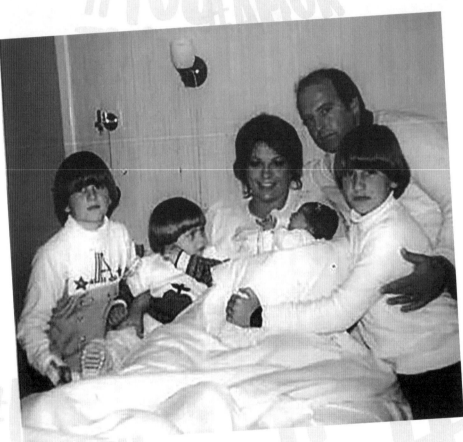
ARQUIVO PESSOAL

Minha família Buscapé

Já passei por muitas coisas ao longo dos meus trinta e poucos anos para saber o que é realmente importante. Posso ir aos desfiles mais badalados, estar em eventos disputados, viajar... Posso ter isso e até mais, mas, se não tivesse a minha família ao meu lado, nada teria o mesmo valor.

A minha família é o que tenho de mais verdadeiro. Na realidade, muito do que falei até aqui eu aprendi com minha família, especialmente com meus pais, que são meus maiores exemplos. E é por isso que não poderia deixar de reservar um capítulo especial do meu livro só para falar um pouquinho sobre todos eles.

Meus pais, Clóvis e Margarete, são um grande exemplo de casal: após décadas de casamento, estão juntos e são superparceiros até hoje. Os dois já passaram por diversas fases e inúmeras dificuldades, principalmente financeiras, mas nunca deixaram que isso destruísse a admiração que um tem pelo outro – o que é muito comum quando a falta de dinheiro é tão grande. Eles sempre fizeram a gente enxergar que o trabalho era o único caminho para remediar toda situação ruim. E que qualquer emprego, desde que honesto, era maravilhoso e muito bem-vindo.

Como contei anteriormente, quando era pequena, a minha família era bem de vida. Quando tudo foi por água abaixo e as plantações de arroz deixaram de ser um negócio rentável, meus pais não se abalaram e precisaram se reinventar mil vezes para conseguir dar o melhor para os filhos.

Quando me lembro dessas histórias, me reconheço totalmente na minha família. É fato que somos o reflexo dos nossos pais, mas muitas vezes não nos damos conta disso. Foi assim com a maquiagem: demorei até perceber o quanto a minha mãe me influenciou. Mas o destino foi implacável e muito bondoso!

A paixão pela maquiagem (e, principalmente, a habilidade) herdei da minha mãe que, na época de dificuldade, começou a cobrar pelo seu serviço. No início, ela só maquiava as amigas, porque sempre fez isso muito bem. Depois de um tempo ela começou a cobrar, afinal, as pessoas pediam muitas vezes e não fazia mais sentido ela trabalhar e usar seus próprios produtos, sem receber algo em troca. Depois que começou com as maquiagens esporádicas, foi vendedora. Vendia produtos de beleza, depois semijoias e assim por diante. Ela nunca foi muito fã de ficar parada. Depois veio a vez de vender as laranjas do Versailles, até que resolveu entrar para um salão de beleza e assumir de vez o trabalho de maquiadora e designer de sobrancelhas, ao qual ela se dedica até hoje e adora.

> E, não importava o que acontecesse, seguíamos sempre juntos.

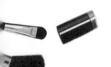

ALICE SALAZAR

Meu pai também foi um cara que trabalhou demais. A vida toda. Passou por várias situações, trabalhou com diversas coisas e sempre transmitiu para a gente a lição de que trabalhar bastante era muito óbvio. Isso pode parecer bobo, mas essa lição foi muito importante para todos lá em casa. Simplesmente pelo fato de que aprendemos que não é dolorido trabalhar. Pelo contrário: trabalhar bastante é algo muito natural.

A minha família esteve presente nos momentos mais importantes da minha vida. Quando decidi apostar na linha de maquiagem, que era uma ideia bastante ousada, ninguém hesitou em me ajudar: meus irmãos Cristiano e Jerônimo são meus sócios e não hesitaram em abraçar esse projeto comigo.

O Cristiano foi um dos maiores responsáveis por tudo de bom que aconteceu comigo até hoje. Acho que ele sempre foi a pessoa que mais me apoiou na vida. Quando eu me mudei para Porto Alegre para fazer cursinho pré-vestibular e meus pais estavam muito apertados financeiramente, ele simplesmente me ligou um dia e disse que assumiria as minhas contas dali para a frente. Meus gastos com moradia, alimentação e faculdade. Fora todas as apostas que o coitado fez: pagou as passagens para eu ir participar daquele concurso do SBT para formar o grupo Rouge. Lembra? Pois eu fui pré-selecionada e lá foi ele me apoiar para realizar aquele sonho da época. É claro que não deu em nada, como vocês podem constatar. Kkkk. Fui reprovada de primeira. Mas tudo bem. E se eu for enumerar aqui todas as ideias que ele me deu, todos os momentos tristes em que ele me acolheu, esse capítulo seria só para ele. Mas tenho certeza de ele sabe o quanto sou grata e o quanto ele pode contar comigo sempre.

O meu irmão Jerônimo, que é meu sócio também, como já falei, além de ser uma das pessoas mais generosas que conheço, trouxe duas preciosidades para a gente: meus sobrinhos Lucca e Enrico! Duas coisinhas lindas que eu amo demais e que me mostraram que ser tia é uma das coisas mais maravilhosas da vida!

O Cristóvão é o mais novo dos homens, mas eu sou a mais nova de todos. Temos dois anos de diferença de idade e, quando pequena, era com quem eu mais brincava. Ele sempre foi o mais danado dos filhos, mas hoje é um baita cara e trabalha com o que ele mais ama: é coordenador das categorias de base de um time importante de futebol.

E agora formei outra família, né?! A mais recente, pois eu e o Maikel nos casamos! Mas a minha vida com o Maikel e o assunto casamento vou dividir com vocês mais para frente.

Minha "família Buscapé" já fez várias coisas nesta vida. Lembro-me, também, da época em que tínhamos um bar em Santo Antônio da Patrulha e entretínhamos nossos clientes cantando. Isso mesmo! Temos uma família muito musical. Todos cantam lá em casa. Meus pais, hoje em dia, tiram até uma graninha fazendo algumas apresentações e cantando em casamentos.

Sou muito sortuda por ter uma família tão especial e amorosa. Somos daquelas intensas, que falam alto, que adoram uma conversaiada e uma mesa bem farta. Parecemos aquelas famílias típicas italianas ou gregas, embora a nossa descendência não seja essa. É raro, mas é maravilhoso quando a gente se junta em alguma ocasião especial. Eu amo demais estar com eles. E espero estender essa relação aos meus filhos, quando tiver. Quero que eles aprendam o que realmente tem valor nessa vida. Em um mundo onde as aparências são tão forçadas, o que é de verdade deve ser cultivado. Se você é uma pessoa que perdeu a sua família, cultive seus amigos e forme a sua própria família! Porque a gente precisa das pessoas para sermos felizes.

Pílulas da Alice

- Valorize a sua família para não se arrepender um dia.
- A sua família não precisa ser de sangue. A gente pode escolher a nossa própria família, desde que o coração esteja envolvido nisso!
- Família é o começo de tudo. E o fim.

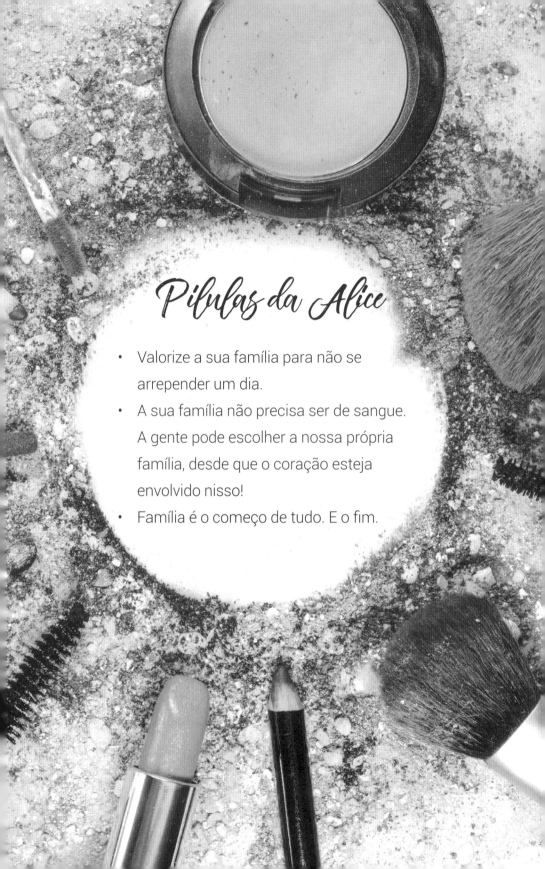

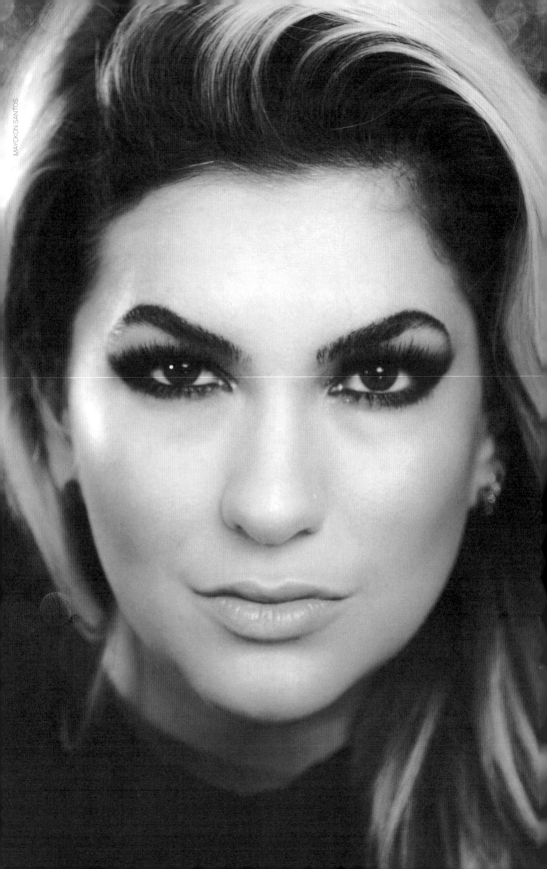

Maquiagem para os dias além de tristes

Para quem olha de fora, viajar constantemente, trabalhar com o que gosta e ganhar dinheiro com isso pode parecer o melhor dos mundos. E era para ser assim. Para mim, no entanto, não foi bem o que aconteceu. E o excesso de trabalho começou a me angustiar.

Depois que o blog começou a bombar e comecei a viajar o Brasil inteiro para ministrar cursos, foi o paraíso mesmo. Antes eu vivia na pindaíba, sempre sem grana e, de repente, com muita dedicação e finais de semana sacrificados, comecei a ver um dinheiro que até então não tinha visto. Para quem ganhava seiscentos reais por mês, receber dois mil reais por turma era algo surreal para mim.

Acontece que, como já discutimos aqui, tudo na vida tem seu ônus e seu bônus. Nesse caso, a parte muito ruim era que, por causa de toda a dedicação que tinha que ter para levar essa vida insana, não sobrava nenhum tempo para mim e muito menos para ficar com as pessoas que eu amo. Então, qual foi minha válvula de escape? Como acontece com muitas pessoas, comecei a extravasar a ansiedade e a pressão que estava sentindo indo para o shopping gastar nas poucas folgas que eu tinha.

Mas é aquela coisa, estava no começo de carreira, vendo as coisas acontecerem para mim e sem nenhuma responsabilidade além de pagar minhas próprias contas.

> Nunca me endividei, longe disso. Até porque nunca fui irresponsável. Mas enchi o meu apartamento de 18 m² com muitas coisas inúteis.

Muitas roupas que não usava, sapatos, bolsas, enfim! Parecia aquelas acumuladoras. Como a minha vida era praticamente só trabalho, meu prazer estava na comida e nas compras que fazia nas poucas horas que usava para isso.

Tudo o que é exagerado e entra no modo automático começa a incomodar. E assim aconteceu comigo.

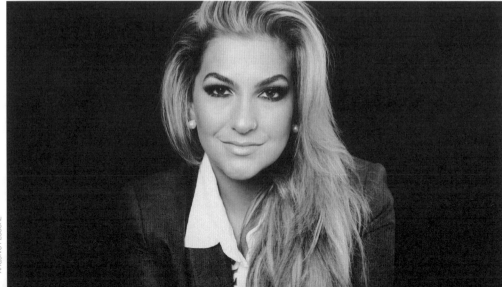

O cansaço e o desconforto eram ainda agravados pela distância da família. Enquanto ia de um lado para outro pelo Brasil, vivendo a suposta vida perfeita, ligava para casa no final de semana e eles estavam lá, fazendo um churrasquinho e partilhando as coisas boas da vida. E eu, estava sozinha, em quartos de hotéis superimpessoais, esperando o momento de entrar para dar a próxima aula. Durante a semana em Porto Alegre, era mais e mais trabalho, gravação de vídeos, compromissos que eu não queria perder. Era a hora de abraçar o mundo.

Por mais que profissionalmente essa vida de viajar e trabalhar freneticamente estivesse sendo produtiva e de muito crescimento, pessoalmente, era desgastante demais, pois era preciso muita energia para cumprir essa agenda. Só que uma hora é preciso parar para recarregar, porque a bateria acaba, né?

Você pode ler tudo isso e pensar: "nossa, que menina boba! Reclamando disso!". Mas a possibilidade de você e outras pessoas pensarem assim era o mais desesperador. Todo mundo olhava para minha vida como se ela fosse perfeita, mas eu não estava feliz. E isso me trazia muita culpa! Como eu não estava feliz com tudo aquilo que estava acontecendo? Viajar e trabalhar com maquiagem! O que mais eu poderia querer?

Entende por que é tudo tão complicado? A culpa por não estar feliz e o excesso de trabalho me deixaram doente.

No começo, ainda tentava equilibrar o trabalho no Grupo RBS com os cursos. No entanto, os cursos deram tão certo que, após um ano, saí da empresa e foquei neles, cujo sucesso se devia ao blog. Mesmo após sair do Grupo RBS, entretanto, não consegui desfrutar de mais tempo para cuidar de mim. Pelo contrário, meu trabalho só se intensificou.

Fiquei em torno de três anos dando cursos pelo Brasil, até que tive a oportunidade de ministrá-los em Portugal e no Japão. Em Portugal, ministrei um curso pequeno, o que me permitiu focar em outros compromissos e também conhecer o lugar. No Japão foi diferente: fui especialmente para trabalhar e acabei ficando sem energia.

> Todas as viagens e o desgaste que tive nesse período foram cruciais para que percebesse a pressão que eu havia colocado sobre mim.

A pressão e a correria já estavam indo muito além da dedicação necessária para evoluir profissionalmente.

Mas foi uma coisa boba que me fez perceber o quanto eu não estava bem realmente. A gota d'água aconteceu logo após minha participação na Ana Maria Braga, quando eu estava na minha casa em Santo Antônio da Patrulha. Lembro que estava incomodada com a quantidade de mosquitos no meu quarto e, por isso, pedi inseticida para a minha mãe. Ela então sugeriu que eu ligasse o ar-condicionado para resolver aquele incômodo, mas, ainda assim, insisti que queria o veneno para os mosquitos.

Naquele momento, em tom de ironia, minha mãe respondeu: "Nossa, mas a Alice não nasceu gente, nasceu rainha!". Aquele foi um comentário bem bobo e totalmente inofensivo, que eu, em condições normais, jamais daria importância. Mas aquela frase acabou tendo um peso absurdo aos ouvidos de uma pessoa tão exausta e estressada.

O comentário dela me causou tanto, mas tanto ódio, que parecia que a minha mãe tinha me dito a pior coisa do mundo! E, pelo exagero do meu sentimento, na hora, eu tive a certeza de que havia algo muito errado comigo. Engoli a raiva e fui para o quarto tentar dominar aquilo sozinha. Justamente porque vi que estava sendo exagerada demais e que aquilo era um problema.

Um dia depois, mais ódio. Dessa vez do Maikel, porque não conseguia falar com ele. Ele tinha ido surfar e havia deixado o celular no carro, logicamente. Tudo o que eu sentia era mais e mais ódio. Principalmente das pessoas que mais amava. Era algo diferente, que eu não estava acostumada a sentir. Algo que explodia por qualquer coisa.

Lembro que chorava muito e sem motivo. Mais uma vez, recorri ao meu irmão Cristiano. Ele, além de ser aquele parceirão de sempre, é médico, então sabia que poderia me ajudar. Liguei e, assim que ele atendeu, eu disse: "Deixa te falar uma coisa! Não aconteceu nada, tá? Fica tranquilo... Mas eu não paro de chorar... Tenho vontade de chorar do nada!". E, é claro, disse isso e caí no choro. Contei também sobre os episódios de raiva que havia sentido da mãe e do Maikel.

Ouvindo aquele choro sem motivos, meu irmão não teve dúvidas e, calmamente, disse: "Provavelmente, você está com depressão. Vou te dar alguns nomes de profissionais para você escolher e se consultar. E tudo vai acabar bem."

Logo comecei a me tratar e a fazer terapia, o que, gradualmente, fez-me melhorar demais. Levei muito a sério o tratamento, e, em menos de meio ano, já não sentia mais os sintomas da depressão. Isso me deixou muito aliviada. Mas, logicamente, continuei a terapia para me sentir mais forte e me autoconhecer. E foi a melhor coisa que fiz na vida. Apesar de ela ter aparecido em um momento delicado, fazer terapia foi algo maravilhoso e transformador.

A palavra depressão, infelizmente, é considerada um tabu às vezes, o que faz muitas pessoas quererem esconder ou nem admitir que estão passando por isso. Muito do que discutimos sobre as redes sociais vale para a vida real também – porque as pessoas não querem que o mundo saiba sobre as suas fraquezas e seus problemas.

A depressão, no entanto, não pode ser ignorada. Analisando a minha história, sinto-me muito orgulhosa por não ter deixado o problema para depois ou decidido varrê-lo para baixo do tapete. Foi tudo muito rápido desde o momento em que notei, pela primeira vez, que havia algo errado comigo. Então, resolvi cortar o mal pela raiz. Sou muito bem-resolvida com isso e vou ao psicanalista quantas vezes forem necessárias! Para mim, loucura é não se tratar. Afinal, depressão é um problema de saúde que, quando não tratado, pode trazer sérias consequências. Minha depressão não me paralisou. Só me dava muita tristeza e muita irritação, principalmente com as pessoas que eu tinha mais intimidade e que eram tão importantes. Mas eu sei que os sintomas são superdiferentes e mudam de pessoa para pessoa.

Este capítulo, portanto, também serve como um alerta: sentir angústia inexplicável, sensação de vazio ou nó na garganta, irritação excessiva ou vontade de chorar sem motivo pode ser algo normal. Mas também pode não ser. Às vezes, por medo, vergonha ou até pela falta de vontade de encarar a situação, continuamos sofrendo, e sequer investigamos esses sintomas que deixam a vida da gente tão conturbada.

Pílulas da Alice

- Preste atenção na sua saúde! Ela é um bem muito valioso!
- Terapia não é para os loucos, e sim é o melhor caminho para o autoconhecimento!
- Depressão é um problema que deve ser tratado e respeitado.

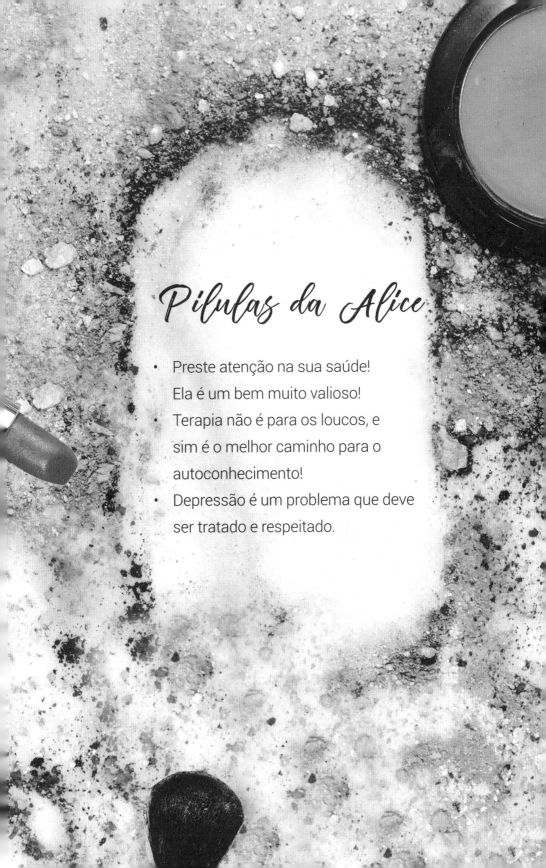

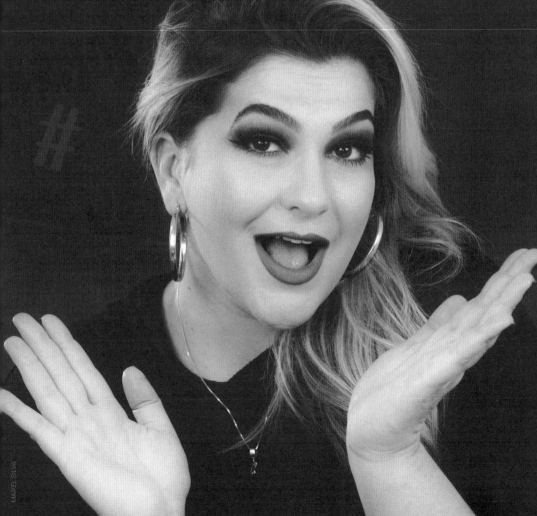

Socorro, engordei! E agora?

Nós mulheres estamos sempre buscando defeitos em nós mesmas. É comum a gente estar sempre em busca de alcançar aquele padrão de capa de revista – embora a gente nunca vá conseguir, porque, minha amiga, você não tem noção da produção que envolve uma foto de capa.

Mas sei que a gente vive se comparando, fazendo dietas, malhando, parando de malhar, mudando os cabelos, fazendo drenagem linfática pra diminuir o aspecto da celulite, vivemos em uma busca incansável pela beleza. Eu, por exemplo, estou sempre travando duras batalhas contra a balança.

Vocês podem até dizer: "Mas, Alice, engordar dois ou três quilos é normal!". Concordo e acho a coisa mais normal do mundo. Acontece que a minha oscilação de peso gira em torno de dez quilos! É comum você me ver bem gordinha nas redes sociais e, dali a alguns meses, estar mais magrinha de novo. E eu adoro comer, gente! Mas adoro mesmo! Muito! Mais do que o normal! Kkkk Para mim, fazer dieta é algo muito, muito difícil. Além da genética, é claro, que não ajuda em nada. Meus pais têm peso elevado. Minha mãe e um dos meus irmãos já fizeram cirurgia de redução de estômago. Lá em casa, realmente, a valorização da comida é algo além do normal.

Quem me segue deve ter acompanhado a dieta que fiz para emagrecer dez quilos e sabe que não foi nada fácil.

> **Eu não sou o tipo de mulher que fica totalmente obcecada em emagrecer, afinal, esse já é o meu estilo de corpo e é o jeito que eu gosto de viver, comendo coisas que me dão prazer de vez em quando.**

Mas é verdade que eu me sinto melhor quando emagreço.

Apesar de saber que me sinto melhor e mais bem-disposta magra, esse não é, necessariamente, o ideal de beleza que tenho para mim. Ser magra pode ser até um ideal da nossa sociedade, mas eu não acho que esse seja o único padrão. Afinal, minha mãe sempre foi gordinha, e é o meu maior exemplo de mulher, e o Maikel nunca me amou menos ou deixou de me desejar pelo fato de eu estar com alguns quilos a mais.

É engraçado como se criou um culto à magreza e um ideal de beleza que não funciona para todos. Sei que muita gente considera pessoas acima do peso feias, mas não penso assim. Beleza é algo muito relativo. Sei que muitas de vocês que estão lendo este livro se cobram para se encaixar nesse padrão da magreza, mas isso não funciona para todo mundo. Até porque, se pararmos para pensar, é surreal querer que todas as pessoas do mundo tenham o mesmo estilo de beleza, né? Imagina que chato seria, se fosse assim.

É por isso que cada um deve buscar a própria forma de se sentir bem consigo mesmo. Eu não estou aqui para fazer apologia à gordura e sei que o excesso de peso, dependendo do caso, não é nem um pouco saudável. Mas, da mesma forma, fazer apologia à magreza não é algo positivo. Tudo que é exagerado faz mal, sabemos disso, tanto para um lado, quanto para outro.

Outro ponto a ser considerado em toda essa função de autoaceitação é se a pessoa que está com você te ama do jeito que você é ou se costuma te colocar para baixo. É claro que, se você está muito acima do peso, é normal que quem está ao seu redor se preocupe com a sua saúde. No entanto, se for uma cobrança exclusivamente estética, é preciso se perguntar se você quer ao seu lado alguém que pense assim.

O Maikel, por exemplo, nunca deixou de me valorizar, estando eu mais magrinha ou mais gordinha. Ele, inclusive, é daquela turma que gosta de carne farta. Kkkk! E acho que nem estaria comigo se fosse diferente. Mas ele fica em cima. Quando ele sente que eu estou me jogando demais, sem me cuidar absolutamente nada, ele sempre me oferece ajuda. Até cozinhou para mim, quando foi preciso. Tudo porque ele sabe que eu me sinto melhor quando estou mais perto do peso que considero ideal. Mas desrespeito nunca rolou.

Mas sei que muitas pessoas pensam muito na estética e valorizam muito a magreza. Pelo fato de estar muito exposta em fotos e vídeos, muitas vezes recebo comentários negativos com relação ao meu corpo, especialmente quando estou mais gordinha. E isso é normal. Não tem como escapar. O preconceito vem de todos os lados sempre. Como se quem eu sou fosse definido pelo meu peso.

Por outro lado, não podemos nos enganar. Vivemos em uma sociedade que valoriza muito a imagem e julga as pessoas por causa dela. E é por isso que deveria ser papel de cada um de nós reverter esse cenário, cobrando menos das outras pessoas e de nós mesmos. Afinal, não é nada legal ficar julgando se fulano está gordo ou se beltrano está feio. O melhor é aceitar que cada um é de um jeito.

Vale ressaltar que a aceitação do outro começa pela aceitação de nós mesmos, pelo fato de termos uma beleza que é única e que deve ser valorizada em sua unicidade. Então, que tal começar a nos amar mais e, assim, aprender a amar uns aos outros?

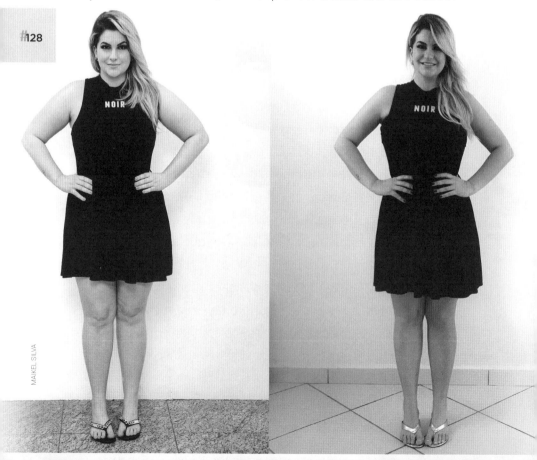

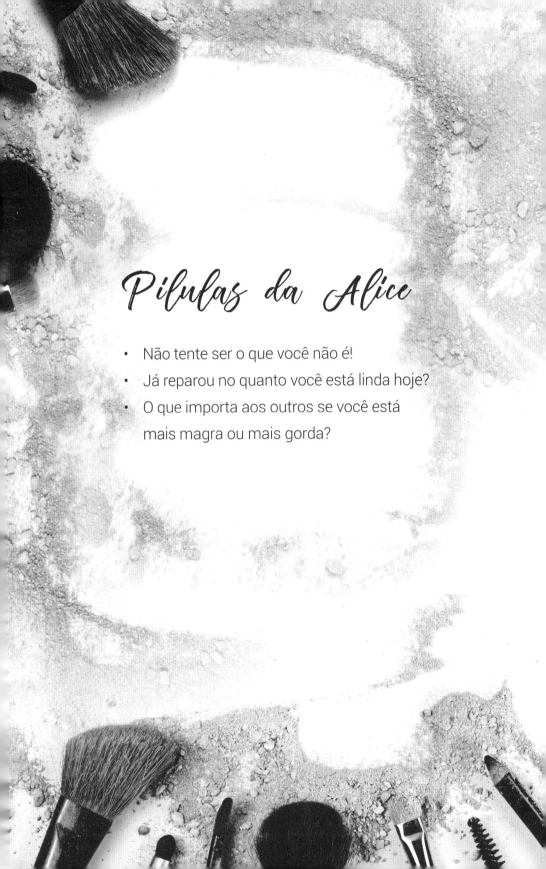

Pílulas da Alice

- Não tente ser o que você não é!
- Já reparou no quanto você está linda hoje?
- O que importa aos outros se você está mais magra ou mais gorda?

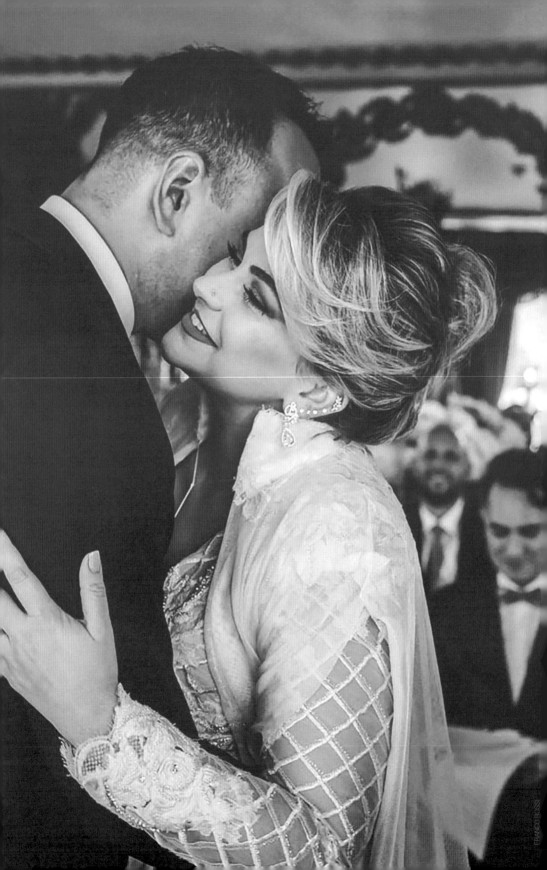

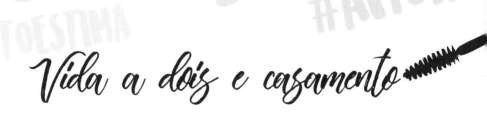

Vida a dois e casamento

O Maikel, hoje em dia, também é muito querido pelo meu público. No começo do nosso namoro, entretanto, rolou um ciumezinho por parte das minhas mulheres. Kkkk! Mas é normal, né? É como quando uma amiga nossa começa a namorar: a gente fica com ciúmes por perder a atenção exclusiva, além de ficar com o pé atrás até que o novo namorado prove ser alguém de confiança, merecedor do amor dela.

Com o Maikel, desde o início, deu para notar que era diferente. Se você ainda não achou o seu par ideal, tenha paciência, pois achar a tampa da panela não é fácil. Mas, quando a gente acha, a gente sente que é de verdade. Não só pela paixão arrebatadora dos primeiros dias. Mas você começa a enxergar na pessoa todas as qualidades que alguém precisa para ser o seu companheiro. Quando a recíproca é verdadeira, ninguém segura o casal.

O nosso romance não é de agora. Vem de muito tempo atrás, quando a gente era adolescente e eu morava no interior.

O Maikel e a família dele também são de Santo Antônio da Patrulha (a gente tem até um parentesco, bem distante). Há muitos anos, em uma festa na nossa cidade, a gente deu o primeiro beijo. Logo após, de uma forma muito madura, reagi fugindo (minha mãe não deixava eu ficar! Era namorar ou namorar. Para que ninguém visse, saí de perto dele e não voltei mais).

O tempo é muito sábio, pois cada coisa tem seu momento para acontecer. E foi assim que aconteceu comigo e com ele. Depois desse beijo, não nos vimos mais por muitos anos. Ele fez a vida dele: casou e teve uma filha chamada Pietra, a qual eu adoro e com quem me dou muito bem.

Um pouco depois da separação do Maikel, num momento em que estávamos os dois solteiros, ele tomou coragem e mandou uma "pedrada" (forma de chamar cantada no Sul) bem direta pelo Facebook:

> Mas tu tá bonita, hein! Com todo o respeito das nossas famílias patrulhenses.

Eu, que não sou boba nem nada, não perdi a oportunidade e devolvi logo um: "Muito obrigada, igualmente! Com o mesmo respeito das famílias".

Aí quebrou o gelo. Depois dessas indiretas bem diretas, começamos a conversar com frequência. Mas só depois de dois meses é que conseguimos nos encontrar. E foi no primeiro encontro que nos vimos, nos apaixonamos e não nos largamos mais.

Dali a pouco tempo, assumimos o relacionamento para os nossos pais e tudo o mais. Com toda a formalidade. E sou apaixonada pela família dele. E, ao que tudo indica, ele também é pela minha.

Sempre teve muito amor e vontade de estar junto. Mas tinha uma questão um pouco chata: o Maikel morava em Curitiba, enquanto eu morava em Porto Alegre. Desde o início, então, tivemos um namoro a distância. Passamos cerca de três anos namorando assim, de longe, ele indo me visitar e eu indo visitá-lo. Mas as visitas nunca eram suficientes para matar a saudade, mesmo a gente se falando todos os dias pelo Facetime – que foi o nosso maior aliado naquele momento.

Apesar de termos ficado bastante tempo na ponte aérea, era muito difícil o namoro a distância. A gente se via em média duas vezes por mês, sempre tentando passar mais de um final de semana juntos para aproveitar ao máximo o tempo. Havia um lado positivo nessa situação, que era a liberdade que tínhamos para focar nas nossas coisas, na vida profissional e tudo o mais. Mas, ao mesmo tempo, era muito ruim não ter a pessoa amada por perto.

O Maikel sempre foi muito mais que um namorado para mim. Desde o início, devido à sua formação de publicitário e toda a experiência na área, ele me ajudou muito com o blog e com o canal no YouTube. Ele é, certamente, um dos responsáveis pelo meu crescimento profissional.

Vários foram os momentos em que ele me aconselhou e pôs a mão na massa para me ajudar. Sempre fui muito grata por isso, mas logo passei a ficar desconfortável pela quantidade de trabalho que ele estava fazendo para mim, usando sua expertise de publicitário, sem receber nada em troca. Já estava ficando chato, e ele estava deixando de fazer muitas coisas para ele para fazer as minhas.

Foi preciso algum tempo de terapia para que eu pudesse aceitar a contratação do Maikel, afinal, não é fácil ter esse tipo de relação com um namorado. No entanto, desde o início, pude perceber que foi uma decisão acertada, porque, embora tenhamos pequenas discussões, a gente se dá muito bem trabalhando juntos. A cumplicidade triplicou e os nossos gostos estão cada vez mais parecidos. A decisão de mudar para São Paulo em 2015 e morar com o Maikel também foi um processo muito importante.

Quando decidi que deveria estar mais próxima da cena digital, onde as coisas acontecem, acabei juntando o útil ao agradável, pois havia muito tempo que queríamos viver juntos. Não aguentava mais viajar sozinha ou com assessores. E isso se resolveria se o Maikel trabalhasse comigo. Hoje em dia a gente, como youtuber, precisa sempre de alguém que faça uma retaguarda em qualquer evento que vá. Se fosse ele essa pessoa, viajaríamos sempre juntos, e o trabalho se tornaria algo muito mais leve e prazeroso, trazendo resultados muito melhores para os clientes.

Eu sou uma pessoa muito decidida. Em uma madrugada, no final de agosto, pensei muito e, assim que optei pela mudança, mandei um áudio pelo WhatsApp para o Maikel dizendo: "Mor, vamos para SP? Você larga seu emprego e vem trabalhar comigo. Em outubro podemos estar lá, se você estiver disposto a encarar isso, a ter uma vida contida financeiramente. Se nada der certo, podemos voltar e começarmos tudo de novo."

Acordei com o áudio do Maikel mais empolgado da vida! Ele topou na hora e disse que seria meu parceiraço para tudo.

Eu sou decidida, mas tudo isso foi muito bem amadurecido e calculado dentro da minha cabeça. Eu não estava tirando um funcionário qualquer de uma empresa ou de uma loja. Um funcionário que ganhava um salário baixo e que não tinha experiência nenhuma. Eu estava trazendo para a minha marca um cara com expertise. Alguém que já tinha atendido grandes marcas, grandes clientes e multinacionais. Portanto, não era uma mão de obra barata. Mesmo assim, achei que valia a pena. E foi a melhor decisão que tomei.

A intenção era que ele cuidasse da parte de fotografia, gravação e edição dos vídeos. Que viajasse comigo e que cuidasse da carreira. Ele precisou fazer cursos para aprender todas essas técnicas e somar à sua experiência em publicidade.

Quando chegamos a São Paulo e finalmente encontramos nosso apê (olhamos cerca de quarenta apartamentos até encontrar o nosso! Ufa!), passamos por alguns perrengues até conseguir aprender a usar todos os equipamentos de vídeo. Mas as coisas foram se encaixando e logo fomos melhorando.

Era tudo novidade: trabalhar completamente juntos, dividir uma casa pela primeira vez e, ainda, estar em uma cidade totalmente nova para os dois.

Claro que houve percalços pelo caminho, e um precisou se adaptar ao outro, mas, aos poucos, fomos entrando em sintonia e fazendo os ajustes! Nesse processo, o que mais ajudou foi o fato de estarmos dispostos a fazer dar certo e a nos darmos bem!

Para ter uma vida mais tranquila é preciso aprender a viver a dois. Tive, por exemplo, que aprender que o Maikel é superfocado no trabalho, que ele se fecha quando está concentrado, enquanto eu gosto de fazer mais coisas ao mesmo tempo, sou mais rápida e menos detalhista. A principal coisa que aprendi a enxergar é que cada um tem o seu tempo. E que o meu tempo e o dele são muito diferentes, para as mais diversas coisas. Nem a vontade de comer, de acordar, de dormir ou de trabalhar chega na mesma hora. E é aí que a gente se complementa e se esforça para se ajustar.

Todo relacionamento requer que os envolvidos estejam em sintonia e dispostos a ceder de vez em quando. Estou superfeliz e realizada com o Maikel. Mas não estou condenada a ele. E não estar condenada a algo ou a alguém significa estar com o outro unicamente porque os dois optam por isso, porque é bom para os dois, e que a gente tem licença para amar aquela pessoa com a maior liberdade possível.

Fui pedida em casamento em uma das viagens maravilhosas que a gente fez. Casamos em Londres, aproveitando que estávamos estudando lá, em uma cerimônia muito íntima, em que foram pouquíssimas pessoas da família e alguns amigos. Mas foi um dos dias mais lindos da minha vida. Foi a cerimônia mais perfeita para mim, que já tenho uma vida tão exposta. Eu queria muito poder curtir cada detalhe daquela festa e poder dar atenção a todos que lá estavam. E foi exatamente o que aconteceu. Além disso, curtimos o casamento durante uma semana, já que a família Buscapé estava lá, feliz, na Inglaterra, fazendo rebardaria! Kkkk

Muitos perguntam se mudou alguma coisa depois que casamos, já que morávamos juntos antes. Perguntam se estar com uma aliança no dedo transformou a minha vida. E eu respondo que não. Segundo o dicionário, aliança significa: "Ato ou efeito de aliar ou se aliar. Laço que prende duas ou mais entidades que se prometem mútua amizade e auxílio. Acordo ou pacto entre países, governos, grupos ou indivíduos com um fim comum". É que tudo isso já fazia parte do meu relacionamento antes de colocar o símbolo no dedo, embora eu adore a minha aliança. Pois isso foi o que sempre busquei em um parceiro.

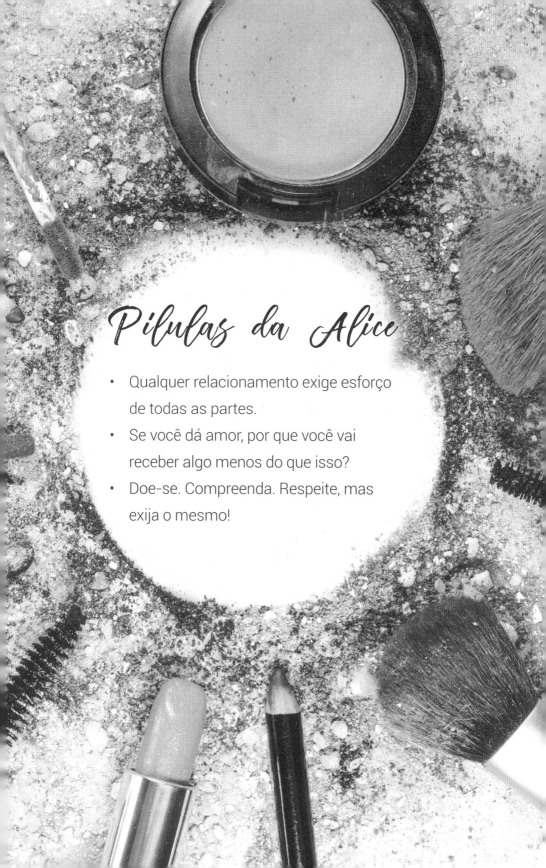

Pílulas da Alice

- Qualquer relacionamento exige esforço de todas as partes.
- Se você dá amor, por que você vai receber algo menos do que isso?
- Doe-se. Compreenda. Respeite, mas exija o mesmo!

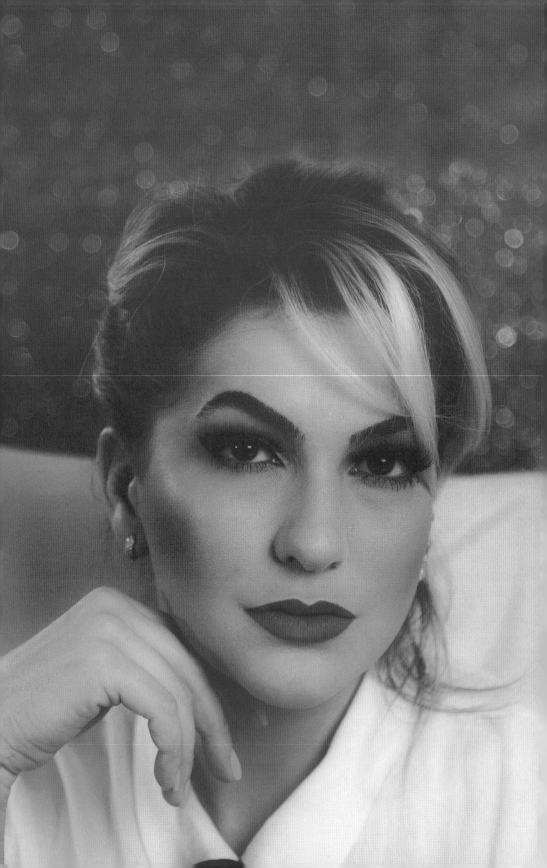

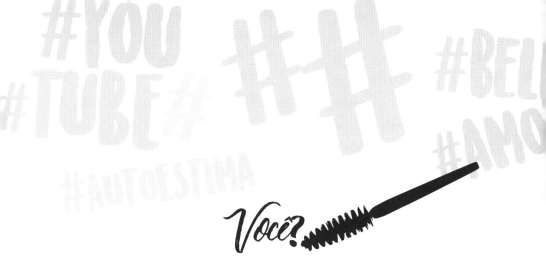

Se você está lendo este livro, é porque você é realmente muito importante para mim. É porque se interessa pela minha vida e pelo que eu tenho a dizer, e não poderia faltar um capítulo dedicado a você!

É pelos meus fãs, pelos meus seguidores, que procuro ser uma profissional melhor, mais capacitada, mais comunicativa, mais interessada no que lhes interessa. São pessoas como você que me inspiram, que me movem, que merecem o meu respeito e que me emocionam, especialmente quando, de alguma forma, faço parte do seu dia a dia ou de sua história.

Eu já ouvi histórias muito lindas e emocionantes de várias seguidoras. Teve uma muito forte, que me marcou demais. Ela contou que perdeu um bebê, aos 8 meses de gestação, porque caiu de uma escadaria muito alta, e entrou em depressão profunda. Ela foi perdendo a vontade de levantar, de comer e até de tomar banho. Até que seu marido, depois de tanto presenciar aquela situação de desespero, saiu em busca de alternativas para animá-la. Ele comprou um notebook e colocou em seu colo, na cama. A irmã dele havia indicado meus vídeos. Ele procurou e colocou para a esposa assistir. Depois de assistir ao primeiro vídeo, ela disse que sentiu vontade, pela primeira vez em muito tempo, de tomar um banho. A partir dali começou a ter vontade de levantar, de se arrumar, de se maquiar e assim por diante... Ela me escreveu contando tudo isso, e senti uma gratidão sem tamanho! Eu jamais me imaginaria proporcionando esse sentimento a alguém, e isso me inundou de alegria.

Mas esse é só um exemplo entre tantas coisas lindas que já vivi e ouvi por causa de vocês. Todas as vezes que vocês se acharam mais bonitas no espelho, todas as vezes que me contaram da autoestima que resgataram, todas as pessoas que decidiram ser maquiadores após me conhecerem... Vocês são meus companheiros de fé. Estão sempre comigo. Elogiam quando eu mereço, criticam, de coração, quando estou precisando, e me defendem se outros pegam pesado comigo, assim como minha família também faz.

É... acho que a minha família é realmente maior do que eu imagino...

Eu me sinto à vontade pra contar a vocês da minha vida, para falar mal de coisas, pra falar bem, pra chorar, errar, corrigir e, principalmente, pra rir muito. É impossível não nos sentirmos íntimos um do outro!

Se um dia você me vir na rua, não hesite em vir falar comigo. Muitas pessoas ficam constrangidas, acham que eu não vou gostar, mas estão totalmente enganadas. Em que mundo receber carinho virou algo ruim?

Bem, o que resta falar? Nada do que eu disser vai conseguir expressar a importância que meus seguidores têm na minha carreira e na minha vida. Então, o que não posso deixar de dizer é: muito obrigada!

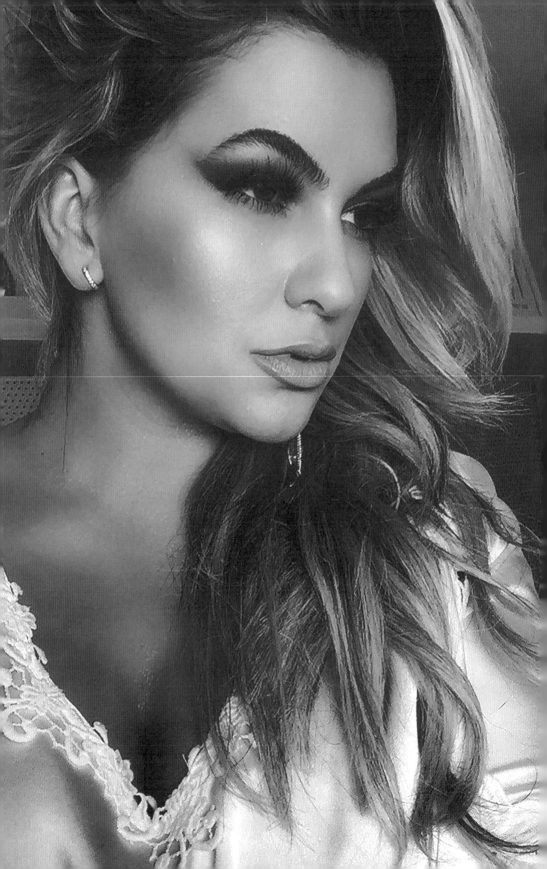

E agora?

Depois de tantos desabafos e reflexões, momentos difíceis e maravilhosos que compartilhamos, não é que o livro chegou ao fim? Como pôde ter percebido durante a leitura, abri meu coração para você, expus muitas das minhas fraquezas, vitórias e acontecimentos da minha vida para que, juntos, conseguíssemos evoluir e sair deste livro com a alma e o coração mais leves. Desabafar, dividir os problemas e compartilhar as alegrias dão sentido para a nossa vida. Dão sentido ao que chamamos de convivência. E ter conquistado a liberdade de conversar tudo isso com você, mesmo sobre as coisas mais íntimas, é algo libertador para mim.

Espero, de verdade, que as minhas palavras possam ter plantado alguma sementinha boa em alguém. Se pelo menos uma pessoa que leu este livro se sentiu mais estimulada a lutar pelos seus projetos de vida, eu já estou feliz. Além disso, espero que a leitura tenha sido tão leve quanto foi escrever este livro.

E a partir de agora? O que virá? Bom, ainda tenho muito a compartilhar com vocês, muito a aprender e a conquistar, pessoal e profissionalmente. E eu espero que a gente possa dividir muito sobre a vida. Trocar experiências e torcer um pelo outro.

Não é fácil ser uma mulher de trinta e poucos anos no meio de tantas youtubers mais jovens, com um público igualmente jovem, que está tão presente na internet, curtindo e compartilhando tudo desvairadamente, aumentando cada vez mais os seus números. Mas, se nós estamos juntos aqui hoje, é porque maquiagem e autoestima agregam na vida de vocês. É por isso que quero continuar trabalhando muito, viajando, estudando e me dedicando: trazer um material cada vez melhor para vocês me alimenta como pessoa e como profissional.

A internet evolui a cada segundo, e o futuro das redes sociais é uma incógnita. Entretanto, é fato que elas chegaram para mudar a forma como as pessoas se relacionam, e sei que elas ainda têm muito a oferecer, tanto para os influenciadores digitais como para os usuários, que estão cada vez mais ativos.

Por isso tudo, sempre será necessário ser uma nova Alice a cada dia. Preciso continuar gostando e confiando na pessoa que vejo de frente para o espelho (e que, agora, você conhece mais). E nunca, nunca vou deixar de me reinventar! Então, convido todos vocês a continuarem comigo nessa gostosa e louca aventura chamada vida, que nos aguarda com tantas surpresas!

Um beijo e até o próximooo!!